La peur au ventre

Du même auteur

Savoir maigrir, Flammarion, 2005 ; J'ai lu, 2003 ; Pocket, 2012.

Au bonheur de maigrir, Flammarion, 2004 ; Pocket, 2012.

Savoir manger : le guide des aliments, Flammarion, 2004 ; réédité en 2006 et 2008.

Bien manger en famille, Flammarion, 2005.

Maigrir, le grand mensonge, 2009 ; J'ai lu, 2010.

Le Roman des régimes, Flammarion, 2007 ; J'ai lu, 2009.

Il n'y a pas d'âge pour séduire, Flammarion, 2010.

100 recettes plaisirs légers au chocolat, Flammarion, 2010.

100 recettes pour alléger nos classiques, Flammarion, 2010.

100 recettes pour mincir sans effort, Flammarion, 2010.

Savoir manger. La Vérité sur nos aliments, avec Patrick Sérog, Flammarion, 2011.

Bon !, avec Thierry Marx, Flammarion, 2011.

100 recettes pour mincir sans avoir faim, Flammarion, 2011.

(suite de la liste en fin de volume)

Jean-Michel Cohen

La peur au ventre

Pour que manger ne soit plus un cauchemar

PLON
www.plon.fr

12, avenue d'Italie
75013 Paris
Tél. : 01 44 16 09 00
Fax : 01 44 16 09 01
www.plon.fr
www.lisez.com

Mise en pages : Facompo, Lisieux
Dépôt légal : novembre 2019
ISBN : 978-2-259-27657-3

Avant-propos

Comme vous, comme nous tous, j'aime respirer un air pur. J'aime la nature, la forêt, les lacs, les rivières, les fleuves, la mer, la neige… J'aime les animaux, les oiseaux, les félins, les chiens, les chats… J'aime les odeurs, la couleur du ciel et l'infinie variété des nuages. En bref, j'aime un environnement naturel de qualité. Je suis donc résolument écologiste. Disons plutôt « écologue », afin de choisir un terme moins politique et plus approprié, pour tout un ensemble de raisons évidentes liées à l'amélioration de l'impact des activités humaines sur l'environnement et la biodiversité que, probablement, beaucoup d'entre vous approuvent.

Mais qu'est devenue aujourd'hui l'écologie si ce n'est un enjeu électoral au service de pouvoirs politiques dont nous ne sommes plus que les pions, ballottés au gré d'une surenchère d'informations – parfois contradictoires – par des dirigeants plus ou moins verts qui ne cessent de vouloir nous parquer dans un espace circonscrit que l'on appelle un « parti » ou une catégorie sociale ? L'écologie ne devrait-elle pas plutôt être un bien commun, défendu par notre amour de l'environnement et notre engagement pour la protection de la planète ? Un tel attachement empêcherait que ne fleurissent mensonges, fausses nouvelles et désinformation, au profit d'une vérité éclatante qui s'imposerait à tous, permettant de nous diriger vers un but environnemental collectif.

En devenant politique, l'écologie s'est largement éloignée de ses origines scientifiques et de son « inventeur », le biologiste allemand Ernst Haeckel, qui utilisa pour la première fois, en pleine époque de développement industriel, dans son ouvrage *Morphologie générale des organismes* (1852), le terme « écologie » afin de désigner « la science des relations des organismes avec le monde environnant ».

Depuis 1974, où le premier candidat écologiste à une élection présidentielle, René Dumont, avertissait du risque de pénurie d'eau viable dans les prochaines décennies en buvant son symbolique « dernier verre d'eau potable » sur une péniche amarrée au quai de l'Alma à Paris, l'écologie n'a eu de cesse de se politiser toujours plus.

Et ce n'est pas Nicolas Hulot qui dirait le contraire, lui qui a vu sa détermination d'écologue mise à mal par sa candidature à l'élection présidentielle de 2001. Comme d'autres, il avait espéré, en devenant écologiste, intervenir et trouver une place en politique. Jusqu'à une insupportable divergence d'intérêts avec ses collègues ministres, le conduisant à la démission du gouvernement d'Édouard Philippe, pour redevenir exclusivement écologue, prévoyant les risques d'une société prônant des intérêts de croissance et des profits à court terme. En passant d'écologue à ministre écologiste, puis à démissionnaire écologue non politique, Nicolas Hulot a souvent été présenté comme un poète, un utopiste, un « hors normes », dénué de sens politique, toujours rabat-joie des sociétés progressistes.

De fait, l'écologue peut devenir rabat-joie lorsqu'il constate que, par le progrès exponentiel de l'intelligence des techniques sans évolution parallèle de la conscience d'éthique, la population n'est plus qu'une société de consommation, autrement dit « vire au consumérisme intégral », lequel est à l'origine de graves atteintes écologiques… qu'elle préfère ignorer.

C'est la raison pour laquelle les efforts de prévention des risques écologiques rencontrent l'opposition des partisans des techniques et des croissances économiques, avec peu de considérations éthiques.

Ces adeptes des mythes de la croissance et de la technique, persuadés que tout risque écologique finira par être supprimé par une nouvelle invention, souhaitent obliger l'écologiste à ne parler que politique, et l'écologue à ne parler qu'écologie. Or les questions majeures de l'écologie ne sont pas seulement des « formules politiques ». Ce sont de véritables enjeux sociétaux, des enjeux qui nous concernent : l'exploitation à outrance des ressources fossiles, le remembrement des terrains cultivables, la suppression des bocages, le gâchis des eaux potables par l'intoxication industrielle, le pompage sans limites ainsi que l'enfouissement des déchets, la remise en circulation du gaz carbonique, la déforestation excessive, le stockage alimentaire exponentiel *via* les congélateurs et réfrigérateurs, qui modifient la filtration atmosphérique, etc., nous impactent tous. Et la liste – effrayante – est loin d'être exhaustive.

Seulement, à ce jour, en dehors des personnes les plus informées, ce triste constat se traduit exclusivement, pour une large majorité de la population, par l'existence d'un « péril alimentaire » responsable de maladies que l'on croit éviter soigneusement en se contentant de manger bio. Mais pourquoi un tel raccourci ? Est-ce une vérité ? Toutes les substances dont on ne cesse de faire le procès sont-elles vraiment le principal péril ? Ne faut-il pas regarder un peu plus loin ? La peur au ventre, celle qu'on éprouve souvent lorsqu'on fait ses courses en s'interrogeant si tel produit, mets ou plat est sain ou pas, à quoi tient-elle ?

*

Bien sûr, le risque alimentaire existe, et les conséquences de l'utilisation d'herbicides et d'insecticides incontrôlés pour une culture intensive en sont la preuve, comme nous le rappellent régulièrement la presse ou les procès qui se multiplient.

Certains noms dangereux ne vous auront sans doute pas échappé.

Le chlordécone, pourtant interdit aux États-Unis depuis 1972 et reconnu cancérogène de la prostate et résistant durant cinq à six siècles à toute dégradation dans le sol, a été largement utilisé durant les deux dernières décennies, entre autres dans les bananeraies de Martinique et de Guadeloupe. Du sol, ce pesticide polluant employé pour lutter contre le charançon passe dans l'eau, se transmet aux plantes, aux animaux terrestres et aquatiques, autrement dit à tous les aliments.

Les pesticides néonicotinoïdes, à l'image du fipronil utilisé dans le Régent TS commercialisé par BASF, le géant allemand de la chimie, figuraient récemment encore parmi les plus utilisés dans le monde. Heureusement, la France a choisi de les bannir depuis le 1er septembre 2018, alertée par les apiculteurs qui constataient que les abeilles intoxiquées, rendues désorientées, ne pouvaient plus communiquer correctement entre elles ou ne retrouvaient plus leur ruche, puis mouraient à cause d'eux.

Le Roundup, cet herbicide à base de glyphosate commercialisé par Monsanto, classé

« cancérogène », donc toxique mutagène, par l'Organisation mondiale de la santé, est pointé du doigt régulièrement, mais encore répandu chaque année, par milliers de tonnes, sur notre territoire.

Le métam-sodium, commercialisé sous le nom de Vapam, pesticide redoutablement toxique pour le métabolisme cellulaire des êtres vivants, des plantes comme des animaux, et extrêmement volatile autour de son lieu de culture, a longtemps été utilisé en tant que fongicide. Son application, très encadrée, devait se faire par injection dans le sol avec obligation de refermer immédiatement l'orifice et de fixer le produit par un arrosage à l'eau. Or ce biocide-tueur était en fait largement employé par irrigation goutte à goutte… Sur la liste des cultures pouvant être traitées par lui figuraient les carottes, tomates, fraises, asperges, laitues, radis, plantes aromatiques et surtout la mâche, très cultivée en Loire-Atlantique. Finalement, après un rapport remis en décembre 2017 au gouvernement français, décrivant le métam-sodium comme l'une des « substances les plus utilisées et identifiées comme les plus préoccupantes » et alarmant sur sa véritable dangerosité, son utilisation a été suspendue, puis arrêtée définitivement après épuisement du stock. Reste qu'on l'a ingurgité.

Le dicamba, commercialisé encore par Monsanto et BASF, désherbant proche du glyphosate, mais *conçu pour tuer toutes les plantes, sauf les OGM*, aurait quant à lui détruit 2 millions d'hectares de cultures non OGM en 2018, uniquement parce que celles-ci se trouvaient à proximité des champs aspergés : volatile dans le sens du vent, ce que personne n'avait prévu, cet herbicide fait craindre « l'apocalypse écologique ».

Une fois dispersés dans un écosystème, ces herbicides, fongicides et autres insecticides, tel le dichlorodiphényltrichloroéthane, l'un des tout premiers insecticides modernes plus connu sous le nom de DDT et dont l'utilisation a été arrêtée aux États-Unis et en Europe en 1965, ne peuvent jamais être garantis sans toxicité et réservent d'éventuels effets collatéraux surprenants. Heureusement, ils seront éliminés du sol, mais en un temps plus ou moins long (pour le chlordécone, on parle de plusieurs siècles…), par lessivage (pluies, inondations), par rayonnement solaire (les UV en particulier), etc.

*

Mais revenons à nos moutons. Mon métier, c'est la nutrition et donc les rapports entre l'homme et son alimentation. Si je suis écologue par conviction, le champ de mes connaissances s'exerce essentiellement sur mon domaine d'activité et me pousse à m'interroger à son propos. Car je sais combien il est difficile d'affecter telle cause à telle maladie, combien l'esprit humain est facilement manipulable au travers de ce que l'on pourrait qualifier de « peur alimentaire ». De surcroît, je sais que le « bio » pose une multitude d'interrogations quant à son authenticité et à sa capacité à assurer une production suffisante sans créer d'inégalités sociales – ce qui est loin d'être le cas actuellement.

Je me suis donc penché sur la question épineuse des « hypothétiques dangers » de notre alimentation liés à une mauvaise gestion de notre environnement, et j'ai cherché à savoir si tout ce qu'on nous raconte est exact ou non. Le risque porte-t-il vraiment sur l'aliment ou vient-il d'un autre facteur ? Est-ce qu'on nous mentirait ?

Une grande partie de la classe politique semble avoir oublié le sens de l'intérêt général au profit d'un irrépressible désir de victoire, cherchant l'argument le plus percutant pour accaparer notre adhésion d'élection en élection. Et j'ai le sentiment qu'elle n'est pas la seule à profiter de ce système : la presse, les réseaux sociaux, l'industrie agroalimentaire (peut-être la moins coupable, dans la mesure où ses intentions sont clairement affirmées) ont aussi leur responsabilité. Qu'il m'importe de dénoncer, ou à tout le moins de porter en débat.

Vous, moi, nous tous sommes les victimes d'une avalanche d'informations en tout genre, que nous recevons par le biais de canaux de plus en plus nombreux, visant à nous traumatiser sur les effets de la nourriture quotidienne.

Ainsi, alors que j'entame la rédaction de ce livre, je viens de recevoir, à 12 h 13, une alerte qui illustre parfaitement le sujet de cet ouvrage : c'est un article du *Monde* qui rapporte que « plusieurs substances controversées sont contenues dans le pain, selon *60 Millions de consommateurs*[1] ». Il est intéressant de noter,

1. *Le Monde*, 24 janvier 2019.

d'abord, que *Le Monde* ne fait que relayer une information publiée dans un autre journal... Le titre de l'article est bien entendu écrit en gras (dramatisation oblige) et, si je ne fais pas attention à la suite, j'oublierai de lire que « la revue précise toutefois que les quantités d'additifs de résidus de pesticides ou de mycotoxines respectent les limites réglementaires ». Mais que diable faire de cette information ?

Toucher au pain a valeur de symbole et cela faisait longtemps que ce n'était pas arrivé. La dernière querelle sur la sacro-sainte baguette chère aux Français, qui opposa les boulangers de Paris aux cabaretiers, date de 1668 : ces derniers, pour combattre le monopole des boulangers, utilisèrent comme argument la dangerosité supposée de la levure de bière utilisée par les boulangers, pour justifier leur choix d'acheter leur pain ailleurs. « Le pain de la reine est mauvais pour la santé ! » fut le slogan soutenu par les Diafoirus de l'époque communiquant tous azimuts ; le mal était fait, il fallut du temps pour réhabiliter les boulangers. Les temps changent, mais la méthode perdure. Je suis prêt à parier que cette information sera relayée dans la journée par plusieurs supports médiatiques, justement parce qu'il s'agit du pain, entraînant sans doute une réaction des consommateurs, déjà très angoissés par le flot de mauvaises nouvelles.

En lisant cet article dans son intégralité, j'apprends que l'information relève d'une observation faite sur « des pains de mie et des pains complets » de « quatorze références », que certaines des substances retrouvées sont reconnues comme des perturbateurs endocriniens « ou suspectés de l'être » – histoire de nous achever –, que *60 Millions de consommateurs* critique la présence en quantité bien plus élevée d'additifs « soupçonnés » d'entraîner des effets secondaires à partir d'une certaine quantité ingérée. Plus loin, il est aussi question du sel, ce qui n'est pas une surprise, car le sujet est largement débattu depuis un moment concernant le pain et qu'il permet d'alimenter le fond du sujet, ce qui n'est pas si mal, par une information déjà accréditée et populaire.

L'important à noter, c'est que, ce qui m'a sauté aux yeux en priorité, c'est le titre en gras qui met en scène un danger imminent sur un aliment incontournable, un produit du quotidien : le pain. Si je n'avais pas fait une lecture attentive de l'article, je n'aurais pu vérifier que ce danger porte sur un échantillon relativement restreint, que le journaliste a choisi le terme de « soupçon », qu'il fait l'usage du conditionnel et parle d'un « possible » effet secondaire et précise de surcroît que « les quantités réglementaires sont respectées ».

Nous sommes ici face à une parfaite illustration du phénomène qui se développe depuis quelque temps et qui vise à créer un soupçon et une peur permanents chez chaque mangeur, sans avancer aucune certitude quant à la nature des effets produits ni du danger évoqué.

Le sujet ne se limite pas à nos assiettes… C'est la même chose avec le « scandale » des couches pour bébé. Consécutivement à l'annonce de l'Agence nationale de sécurité sanitaire de l'alimentation, de l'environnement et du travail (Anses) identifiant, en janvier 2019, « la présence d'une soixantaine de substances chimiques potentiellement toxiques, dont du glyphosate » dans les couches jetables, pouvant potentiellement entraîner, à long terme, un certain nombre d'effets – qui ne sont d'ailleurs pas décrits –, la presse entière s'est emparée de

« l'information » pour alerter l'opinion à coups de titres anxiogènes.

L'ensemble des fabricants étant impliqués dans cette enquête, la ministre de la Santé n'a eu d'autre choix que de publier un rectificatif pour ne pas déjuger son instance et tenter de rassurer les consommateurs, mais en se noyant dans des explications obscures et incompréhensibles pour le grand public. La ministre a toutefois précisé qu'il n'existait « aucun seuil pour les substances en question ». Il ne s'agit donc pas ici d'annonce coup de poing ou de révélation choc, mais plutôt d'une réalité dont il faut à présent tenir compte : les couches pour bébé contiennent des substances chimiques dont nous ignorons la dangerosité selon la dose ; il nous faut désormais évaluer le sujet.

Pourtant, le message perçu n'avait rien à voir et les consommateurs n'en retinrent que l'aspect culpabilisateur : tous les parents du pays qui oseraient mettre une couche à leur bébé devraient penser à la santé de leur progéniture et revenir aux couches lavables… À moins que le savon ou la lessive utilisés ne contiennent également des substances toxiques ?

*

Voilà plus d'un an que je prépare ce livre en observant attentivement tout ce qui se raconte à propos des pesticides, des perturbateurs endocriniens, des nitrates, des infestations microbiennes parasitaires, des différentes intoxications alimentaires relatives aux produits de consommation courante. Et, croyez-moi, je reçois pas moins de cinq alertes quotidiennes depuis trois cent soixante-cinq jours sur tous ces sujets !

La plupart sont médiatiques et non scientifiques. Mon exigence consiste chaque fois à vérifier ces données et à essayer de déterminer si la menace de peur et l'entretien de cette menace ne sont pas simplement des outils politiques, l'un des meilleurs sujets actuels pour alimenter la machine à écrire, faire du papier, créer le « buzz » afin d'attirer l'attention d'un maximum de consommateurs-lecteurs-électeurs.

Quoi de plus naturel pour la presse, en effet, que de s'intéresser à l'un des principaux constituants du quotidien ? Il est évident que cent alertes positives n'auront jamais la même force de frappe qu'une seule alerte anxiogène. Voilà pourquoi la presse – mais c'est son métier – se plait à relayer des informations effrayantes. Elle utilise un principe très simple : mettre en avant le danger pour attirer l'attention du lecteur. Or, en vulgarisant le sujet, elle en interdit une véritable compréhension au regard de sa complexité. Pire : une fois l'information délivrée, la formidable caisse de résonance des réseaux sociaux va se mettre en marche, modifier progressivement l'information pour la rendre plus « sensationnelle », de plus en plus effrayante, histoire de remporter la fameuse course aux likes et de multiplier les followers. Les réseaux sociaux sont une source de liberté utile et remarquable, mais aussi un terrain de jeux formidable à l'expression des perversions, de l'agressivité, de l'aigreur comme des fausses nouvelles… Il faut y installer un contre-pouvoir qui lutte réellement contre ces fausses informations. J'applaudis ainsi la récente décision d'un journal télévisé qui se propose de consacrer désormais quelques minutes à toutes les fake news, ce qui fera du bien à l'ensemble de la population.

*

Les peurs alimentaires ne datent pas d'hier, elles existent depuis l'apparition de l'humanité. Elles nous ont d'ailleurs été souvent bénéfiques, nous détournant progressivement de certains aliments toxiques en observant leurs effets négatifs sur nos ancêtres. Mais elles ont été accentuées récemment par la rapidité et la facilité de la diffusion de l'information, ainsi que par la multiplicité et l'abondance d'une nourriture saine que l'on recherche – et c'est légitime – à tout prix. Voilà pourquoi les dangers alimentaires, qui font dorénavant partie de notre quotidien, font parler d'eux.

Grâce à ce livre, nous allons découvrir ensemble la vérité, ou plutôt ce que la science permet d'en connaître à ce jour. Loin d'être un spécialiste français des pesticides ou autres substances nocives, j'ai choisi de vérifier moi-même ce qu'il en est exactement. Car le débat ne peut se résumer simplement à l'autorisation ou à la suppression de telle ou telle substance ; la chaîne alimentaire est très longue et nécessite de se préoccuper des conséquences de chaque décision. En l'absence de pesticides et sans autre alternative, est-il réellement possible de nourrir l'humanité ? Les *a priori* et les intérêts divergent grandement sur cette question ! Le bio dans sa version pure et dure est mort en devenant un segment de croissance pour l'agroalimentaire ; la critique politique sert d'argument électoral ; les conspirationnistes alimentent leurs thèses ; la concurrence industrielle se réveille… à nous de séparer le bon grain de l'ivraie. De faire la part des choses entre le faux et le vrai. Surtout sur des sujets aussi légitimes et dans une société bien plus puritaine qu'auparavant, qui ne supporte plus l'expression du débat contradictoire, et où la pensée unique est en marche, soutenue par un militantisme très puissant sur les réseaux sociaux, lequel empêche souvent d'ouvrir et de nourrir sereinement le débat.

Il est aujourd'hui quasiment impossible de remettre en question le bio en public, par exemple. Seuls quelques consommateurs courageux – et disposant de beaucoup de temps pour convaincre – s'y hasardent de temps à autre. Quel médecin oserait s'aventurer sur le terrain des perturbateurs endocriniens pour émettre une opinion contradictoire à la pensée générale qui tend à les voir partout et à les accuser de tous les maux ? Les politiques eux-mêmes n'osent plus affronter le grand public :

il ne faudrait surtout pas se jeter dans la fosse aux lions, tant il est plus confortable d'éviter les attaques intempestives et de se conformer à l'opinion publique, peu importe que celle-ci soit fausse, voire contraire aux connaissances actuelles... Chaque parti prétend même avoir son propre programme concernant la question de l'alimentation, comme si cette dernière n'était pas avant tout une cause nationale.

Une cause nationale qu'il faut néanmoins oser remettre à sa juste place. Car, malgré tout, et si tant est que ce livre ne nous mène pas à une conclusion aussi alarmante que toutes les alertes que je reçois, ce que nous avalons, en France comme dans un grand nombre de pays, ne réduit assurément pas notre espérance de vie – c'est la famine qui reste, hélas, leader dans les causes de mortalité dans le monde... sombre vérité qui choque le nutritionniste que je suis. Pour autant, comprendre ce que l'on met dans son assiette, puis sa bouche et son corps, chacun le veut et en a le droit. Pour que manger ne soit plus un dilemme, ce qu'il importe, c'est de savoir.

Alors, étudions ensemble les doutes qui planent sur nos repas. Parce que l'angoisse ne doit plus nous couper l'appétit, parce que le plaisir du goût doit être plus fort que la peur au ventre, partons à la découverte des menaces qui pèsent – réellement – sur nos estomacs… et gardons ceux-ci bien accrochés.

PREMIÈRE PARTIE

COMMENT LE DOUTE S'INVITE DANS NOS ASSIETTES

Les styles de vie évoluent, le consommateur aussi, et nos assiettes se modifient au fil du temps et au gré des modes. C'est une évidence, en matière d'habitudes alimentaires, nous sommes bien loin de nos ancêtres. Si j'ai choisi de débuter cette partie en évoquant d'abord l'espérance de vie, c'est parce que ce révélateur de la qualité de l'environnement et des soins qui nous sont prodigués va nous permettre de commencer par de bonnes nouvelles. Il suffit d'observer les chiffres pour obtenir quelques éléments de satisfaction capables de nous aider à dédramatiser.

1

L'alimentation 3.0

L'espérance de vie, facteur de réjouissance

En 2017, l'espérance de vie en France à la naissance était de 85,3 ans pour les femmes et de 79,5 ans pour les hommes. Après avoir légèrement reculé en 2015, elle s'est remise à progresser depuis 2016. D'une façon générale, la France, en tout cas pour les femmes, arrive juste après la championne européenne en la matière, l'Espagne. Pour les hommes, l'Italie, l'Espagne et le Luxembourg se placent devant nous. En vingt ans, dans notre pays, l'espérance de vie des femmes a progressé de trois ans, et celle des hommes de cinq ans. Ajoutons que, une fois dépassé le « cap » des 60 ans, elle est de 25,5 années pour les femmes et de 23,2 pour les hommes ; soit, grossièrement, une progression de cinq ans pour les femmes et de trois ans et demi pour les hommes en vingt ans. Cette donnée est importante pour comprendre que, avant d'entrer dans la soixantaine, on est plus souvent menacé par des accidents, par certaines maladies graves, que par la mortalité à la naissance et tous ces autres facteurs qui s'éliminent au fil des années. Ce qui réjouira, évidemment, tous les lecteurs de plus de 60 ans !

Par ailleurs, l'alimentation dite « moderne », qui apparaît dans les années 1950 avec l'arrivée concomitante des supermarchés, des congélateurs et l'augmentation du pouvoir d'achat, semble coïncider avec une nette amélioration de l'espérance de vie. Parallèles et augmentant de la même façon, ses courbes d'évolution entre 1950 et 2014 nous montrent que les femmes passent de 70 à 84 ans, et les hommes de 64 à 79 ans[1] !

Ce qui m'interpelle, sans préjuger de ce qui suivra, c'est qu'on parle en permanence et de plus en plus de différents dangers alimentaires, mais que cela n'a jamais affecté l'augmentation

1. Source : Insee, estimations de population et statistiques de l'état civil.

de l'espérance de vie. Bien entendu, la qualité de celle-ci est une objection qu'on ne peut rejeter, puisque nous sommes affectés plus qu'auparavant par des maladies dégénératives et des cancers, mais peut-on scientifiquement attribuer cela à la qualité de l'alimentation, ou bien ne serait-ce pas, plus simplement, une dégénération naturelle de l'être humain ? *Scientifiquement*, j'insiste là-dessus, peu de gens peuvent prétendre affirmer une vérité absolue.

Serait-ce parce que les modifications de l'environnement liées au recours à certaines substances mettent du temps à se voir et que leurs répercussions sur nos organismes apparaîtront plus tard, bien que nous utilisions moins de produits phytosanitaires qu'auparavant ? Ou parce que nous ne bénéficions pas suffisamment de l'avancée des soins médicaux nécessaires pour affronter cet environnement pollué ? Voilà des questions autrement plus difficiles à résoudre. Et dans le contexte, accuser certains facteurs environnementaux et la proclamation permanente du risque et du danger semble un peu court. Ce qui m'importe, dans cet ouvrage, c'est de mesurer l'impact négatif des substances que nous ingérons et donc, fatalement, la limitation de l'espérance de vie supposée. Et je constate simplement que les chiffres ne donnent pas d'indicateurs précis à ce jour.

Cela explique pourquoi je tente de démêler le vrai du faux, de savoir *vraiment* de quelle manière limiter les risques en choisissant avec soin nos aliments et quelles sont, s'il y en a, les maladies concernées.

Fonctions nutritives et sociales de l'alimentation

Il est utile de rappeler que l'alimentation n'est pas seulement une fonction biologique, mais également sociale. Deux paramètres entrent en ligne de compte quand il est question de remplir nos assiettes : la fonction nutritive, bien entendu, mais aussi la fonction sociétale et par conséquent symbolique, voire religieuse. À l'intérieur même de cette fonction symbolique, on inclut également ce que beaucoup de chercheurs ont démontré : la dimension imaginaire. Manger un grain de raisin ou se gorger de langouste peut déclencher des fantasmes et révéler les fonctions psychiques de l'imaginaire. Cette dimension-là est quasiment archaïque.

Évoquer la notion de « peurs alimentaires » ne peut donc se faire sans le prisme de ces deux dimensions. La première, nutritive, où interviennent principalement les fonctions sanitaires (notion de risque d'infestation), et la seconde, sociale, plus collective, mais aussi personnelle (symbolique alimentaire, évocation intime, perception religieuse). Ainsi peuvent exister une peur alimentaire personnelle essentiellement fondée sur le pouvoir imaginaire de l'alimentation de l'individu et une trouille collective qui contiendra plusieurs éléments : un peu d'imaginaire, un peu de risques, et parfois beaucoup de rumeurs.

L'histoire de l'alimentation propose depuis longtemps des textes indiquant « comment savoir acheter », dans lesquels seuls les sens servent de repères. *A priori*, l'odorat et la vue permettaient, à l'époque, de repérer les infections, le toucher d'apprécier la fraîcheur. Évidemment, le goût testait l'ensemble...

Mais imaginez-vous, aujourd'hui, apprécier la valeur d'un aliment de cette façon ? L'industrialisation de la nourriture a bouleversé le comportement du consommateur, puisque son intervention personnelle par le biais des sens devient impossible. La plupart des produits étant de plus en plus transformés, leurs conditionnements modifiés sans cesse (emballage, plats préparés, etc.), le consommateur s'est vu écarté de l'aliment lui-même. Par ailleurs, l'aliment s'est de son côté *éloigné*, puisque la production agroalimentaire n'est plus seulement locale, voire nationale, mais internationale. L'ordre alimentaire d'aujourd'hui est devenu mondial, avec le souci d'une productivité qui augmente régulièrement au profit d'une diminution progressive de l'exploitation agricole de taille moyenne.

Avec l'apparition des préparations culinaires, des plats tout prêts, des légumes préalablement épluchés, ou – symbole des symboles – du café instantané, la cuisine, elle aussi, a muté.

L'alimentation n'est pas qu'une histoire de goût

Avec l'apparition, dans les années 1950, des hypermarchés et des supermarchés, le petit commerce étouffe et la grande distribution s'impose, amplifiant l'industrialisation qui doit la fournir pour la satisfaire. Ce système alimentaire nécessitera de standardiser la nourriture, de modérer donc les goûts différenciés, et va s'intéresser beaucoup plus à la qualité sanitaire de l'aliment, à sa conservation ainsi qu'à la fidélisation du plus grand nombre. Une nécessité s'impose : homogénéiser les goûts.

Il y a eu des avantages à cela, puisque nous avons appris à maîtriser ce qu'on appelle « la chaîne du froid ». Mais un réel problème en découle : l'obligation de diversifier le plus possible les aliments pour stimuler la consommation. Aujourd'hui, pour ne prendre qu'un exemple, nous disposons dans les supermarchés de plus de neuf cents références de produits laitiers.

Avec l'arrivée massive de l'industrialisation, le consommateur avait deux préoccupations principales : le caractère sanitaire de son alimentation et le goût. Mais les médecins s'en mêlèrent ainsi que les grandes chaînes de supermarchés. Sont donc apparues progressivement des études sur l'intérêt ou non de consommer certains aliments, où les deux collaborèrent pour leur plus grand « profit ».

À titre d'exemple, nous avons vécu pendant longtemps sur l'idée d'un *French paradox*, défendu par quelques « autorités » médicales, arguant que le vin consommé chez nous expliquerait un taux de cancer moindre qu'ailleurs en raison de la présence de polyphénols dans ce breuvage. Or il faudrait vraisemblablement des hectolitres de vin pour trouver la dose de polyphénols susceptible de nous protéger du cancer.

Bref, l'industrie s'est mise à créer des fondations pour la santé et pour la nutrition, organismes qui font intervenir dans le choix du consommateur un aspect hygiénique qui va bientôt égaler ou prendre le pas sur la fonction gustative elle-même. Un nouveau paramètre alimentaire qui contribua à amplifier la peur et permit de stigmatiser certaines catégories d'aliments, en particulier toutes les matières grasses dans les années 1970-1980, par exemple.

Dernier phénomène en date, celui de l'accélération de la transmission de l'information. La peur alimentaire, exclusivement individuelle au début, peut se transmettre désormais bien plus facilement en développant les fonctions imaginaires de façon collective pour imposer une opinion comme une information.

Prenons l'exemple – sans que cela soit une peur problématique – de l'intolérance au gluten. Aucun article scientifique, aucun « médecin savant » n'a jamais fait l'apologie du « sans gluten ». La transmission de cette mode s'est opérée par le bouche à oreille jusqu'à devenir un fond de rumeur suffisamment important pour que la presse s'en empare en raison de l'originalité du sujet. Nul doute qu'il existe un sujet à traiter, cependant c'est le collectif qui a réussi à le promouvoir en mouvement d'engouement, proche de la peur pour certains. L'industrie se l'est approprié instantanément. Et le couple industrie-presse en a fait – momentanément – un sujet majeur grâce auquel est né ensuite un secteur économique lucratif. Tout le monde y trouve son compte !

Comment la communication entretient la peur

Chaque peur a le pouvoir de servir une cause ou une autre. Lors de la crise de la vache folle, dans les années 1990, les gens se sont mis à manger davantage de poisson. La crainte des produits laitiers venait de créer un nouveau secteur économique à base de soja. Les consignes concernant la viande rouge favorisèrent, elles, les légumineuses… Il peut donc exister un soupçon sur la nature de qui entretient la peur.

Mais l'homme moderne se veut rationnel et cartésien. Il va donc utiliser les chiffres pour se rassurer. Les pavés nutritionnels apposés sur les produits sont désormais des repères de consommation. Cependant, l'échec récent des systèmes de notation que personne ne comprend montre que l'influence des pouvoirs publics a moins d'effet aujourd'hui que l'appréciation individuelle ou les réseaux sociaux. Ce qu'ont compris les agences de santé publique, qui se comportent moins en chercheurs aujourd'hui mais répliquent beaucoup plus à l'opinion du consommateur.

Récemment, alors que la mode végétarienne s'amplifie, beaucoup de femmes se sont mises à consommer des produits oléagineux. Une agence de santé publique a donc présenté des recommandations visant à augmenter la consommation des légumineuses ainsi que des produits oléagineux, se conformant davantage à la volonté du consommateur qu'à des études – plus ou moins controversées. Pire, en raison de la polémique sur les produits laitiers, les mêmes qui avaient conseillé pendant des années de consommer trois produits laitiers par jour veulent à présent passer à deux. De quoi s'interroger… Car il n'existe pas plus d'études scientifiques ou de données épidémiologiques aujourd'hui qu'il y a trois ans pour en venir à modifier les consignes préalables. Mais ces consignes ont-elles une valeur ? Peut-on réellement donner des consignes alimentaires globales à une somme d'individus tout en prônant la personnalisation de l'alimentation ? On marche sur la tête, mais au moins on garde sa place au soleil !

Le consommateur moderne se trouve en fait plongé dans un univers chaotique où le problème de l'infection lui semble réglé, mais où prédomine un risque qui n'est généralement pas identifié, mais repose sur une série d'images et une propagande qui finissent par l'intoxiquer. Son pouvoir de décision est relativement faible, car il doit choisir un camp. Il y aura donc désormais le consommateur « tout naturel », se réfugiant près de la nature et de l'alimentation locale, s'imaginant *protégé* par la proximité, et le consommateur dit « moderne », le « scientifique », qui finira par scruter les listes d'ingrédients pour choisir les aliments et les nutriments. Mais toujours dans l'angoisse… Dans les deux cas, y gagne-t-on vraiment ?

2

Les peurs alimentaires

Les conclusions d'un travail publié en 2018 sur les infections alimentaires illustrent le paradoxe entre les nouvelles peurs « environnementales » et l'un des vrais soucis de l'alimentation moderne.

> L'estimation de la morbidité et de la mortalité liées aux infections d'origine alimentaire est importante pour prioriser les actions de prévention en santé publique et évaluer les risques sanitaires tout au long de la chaîne alimentaire. L'objectif de cette étude était d'estimer le nombre annuel de cas symptomatiques, de cas hospitalisés et de cas décédés pour 21 agents pathogènes (10 bactéries, 3 virus, 8 parasites) transmis à l'homme par l'alimentation, en France métropolitaine, sur la période 2008-2013. Les résultats

indiquent que la morbi-mortalité attribuable aux maladies infectieuses d'origine alimentaire reste élevée en France, avec 1,28 million à 2,23 millions de cas annuels, dont 15 800 à 21 200 hospitalisations et entre 232 et 358 décès[1].

Peut-on réellement parler de peur alimentaire ? Ne faudrait-il pas plutôt utiliser le mot « angoisse » alimentaire, au regard de l'impact des infections par rapport aux différents produits chimiques dont on parle le plus ?

La mode du « sans quelque chose »

L'application Yuka, parmi les plus téléchargées en France en 2018[2], répertorie l'ensemble des aliments des supermarchés et leur donne une appréciation. Il est devenu courant de croiser un consommateur, smartphone à la main,

1. Van Cauteren D., Le Strat Y., Sommen C., Bruyand M., Tourdjman M., Jourdan-Da Silva N., *et al.*, « Estimation de la morbidité et de la mortalité liées aux infections d'origine alimentaire en France métropolitaine, 2008-2013 », *Bulletin épidémiologique hebdomadaire*, 2018 (1), p. 2-10.
2. 8,5 millions d'utilisateurs en janvier 2019.

détaillant les produits des rayons alimentaires de façon studieuse afin d'évaluer s'ils sont « excellents », « médiocres » ou « mauvais ».

Récemment, on me demandait sur un réseau social la valeur de cette application pour savoir si les aliments étaient susceptibles de provoquer ou non des cancers. Une question incongrue pour un médecin nutritionniste qui sait qu'aucun argument ne peut affirmer le pouvoir cancérogène ou protecteur d'un aliment… Cependant, l'interrogation est intéressante, car elle démontre la connexion faite entre l'aliment et la santé, et particulièrement le cancer. Sans cette application, le réflexe primitif du consommateur *lambda* face à ce mal est de n'acheter que du bio. Une simplification qui permet de le rassurer, bien qu'elle ne lui garantisse absolument pas de ne pas développer la moindre des maladies.

Tout cela est en fait utile à l'industrie agroalimentaire, tant l'angoisse des aliments est désormais un outil marketing. C'est ainsi qu'est née la mention « sans » qui, en elle-même, permet de se persuader que la seule chose qui permet de se protéger serait le retour au naturel. Soit un peu la même chose que le « manger cru », qui laisse entendre que la main de l'homme est seule capable de dénaturer un aliment.

À propos de cette mode du « sans », laissez-moi vous raconter ses débuts. Le président de la société Findus, Matthieu Lambeaux, convaincu du discours que mon confrère Patrick Serog et moi-même avions tenu sur la nocivité de l'huile de palme en 2008, décida de modifier les formules de ses produits afin d'en retirer cette graisse. Mais il prit soin de faire figurer la démarche sur tous ses emballages, profitant de l'écho que nous avions obtenu avec la stigmatisation de cette huile. Les ventes se sont emballées et il a réussi une excellente affaire. Quand il fut convoqué, rapidement, par une association d'industriels qui lui reprocha d'avoir lancé cette mode, c'était déjà trop tard : tout le monde s'était engouffré dans la brèche et la mode du « sans quelque chose » était lancée !

Il est intéressant d'observer, par ailleurs, que cette tendance fit suite à une période inverse qui avait pris soin d'ajouter des ingrédients « santé » aux aliments. Les produits alors « enrichis » sont, aujourd'hui, appauvris ! Un cycle chasse l'autre.

Angoisse de manger ou peur archaïque ?

Si en général la peur s'exprime face à un danger réel plus ou moins immédiat, l'angoisse correspond plutôt à une émotion diffuse, souvent incontrôlée et qui ne découle pas d'un danger avéré. On peut *avoir peur* de manger un camembert de couleur verte dans lequel grouillent des parasites et *être angoissé* à l'idée de manger un camembert dont on doute de la conservation, sans l'avoir vu.

Les débats actuels permanents concernant telle ou telle substance chimique, tel ou tel additif réveillent la peur inconsciente, collective et archaïque de l'empoisonnement par l'aliment. Cela s'additionne à la performance des soins médicaux et à la vulgarisation de la médecine qui met en relief la plupart des maladies dangereuses. Le cancer est désormais présent dans la tête de chacun et devient le mal indispensable à prévenir. De nombreux auteurs, y compris des médecins, ont utilisé cette angoisse en développant des thématiques liées à une alimentation anticancéreuse, à de nouveaux moyens de lutter contre ce mal, etc. S'il n'y a aucune valeur scientifique à ce qui est dit, écrit, le remède apothicaire continue à fonctionner. Et pour cause, quand on part du principe que, si cela ne fait pas de bien, cela ne fait pas de mal.

Reste que de vieilles peurs ou angoisses sont historiques. Il suffit de lire l'*Histoire des peurs alimentaires. Du Moyen Âge à l'aube du XXe siècle* de Madeleine Ferrières[1] pour se rendre compte que, plusieurs siècles en arrière, on retrouvait la quasi-totalité des discussions actuelles sans qu'il y ait eu besoin de l'amplification de la caisse de résonance médiatique contemporaine. Le pain, la viande, la charcuterie… tous ont été touchés à des dates et périodes différentes, jusqu'à devenir l'objet d'une lutte essentiellement économique. Ainsi, quand les tenanciers de tavernes ont été autorisés à fabriquer du pain avec de la levure, les boulangers ont réagi en la prétendant dangereuse (soutenus d'ailleurs par l'Académie de médecine de l'époque) afin de continuer, eux, à vendre le leur qui contenait du levain… Le souci économique avait utilisé l'argument médical. Quoi de neuf par rapport à aujourd'hui ?

1. Madeleine Ferrières, *Histoire des peurs alimentaires. Du Moyen Âge à l'aube du XXe siècle*, Points, 2015.

J'examinerai plus loin dans ce livre la plupart des produits qui sont incriminés depuis plusieurs années, sans aucun *a priori* en la matière. Qu'on me permette juste de constater que beaucoup de ceux qui se tournent vers le bio ou utilisent la fameuse application Yuka ont peut-être encore moins de connaissances que moi, mais choisissent d'adopter le fameux « principe de précaution » – en tout cas, le leur – en bannissant nombre de substances ou aliments.

Le fameux principe de précaution

À vrai dire, l'angoisse alimentaire n'a rien à voir avec le risque, le monde occidental n'ayant jamais connu une sécurité sanitaire aussi forte qu'actuellement. Tandis qu'autrefois on mettait des mois, voire des années, à bannir des produits dangereux et des aliments nocifs, de nos jours un lot de viande avariée fait la une des journaux télévisés et se voit vite retiré du marché. Et ce alors que moins de cent ans plus tôt les bactéries, parasites et autres champignons tuaient sans qu'on le sache.

La bataille s'est toutefois déplacée. Elle est désormais sur le champ des substances inconnues du grand public : E270, E230, glyphosate, dioxine, nitrates, etc. Autant il était facile autrefois d'envisager une infection ou une infestation, autant il est difficile de visualiser et d'apprécier les dangers de telles substances chimiques. Le pire étant que la menace n'est pas à court, pas même à moyen, mais bien à long terme. Comment donc apprécier de façon certaine la relation entre telle substance et telle maladie, sans risquer de commettre une erreur ? C'est la fonction du fameux principe de précaution.

Les organismes officiels le définissent dans les termes suivants :

> Principe selon lequel l'absence de certitudes, compte tenu des connaissances scientifiques et techniques du moment, ne doit pas retarder l'adoption de mesures effectives et proportionnées visant à prévenir un risque dans les domaines de l'environnement, de la santé ou de l'alimentation.

J'ai pris la liberté de chercher à compléter la définition en étudiant le livre blanc des

Éditions législatives et les différentes circonvolutions juridiques qui tournent autour de ce principe[1]. Et j'en ai isolé trois paragraphes, que je vous livre ici. Selon le juge communautaire :

> Une application correcte du principe de précaution présuppose, en premier lieu, l'identification des conséquences potentiellement négatives pour la santé [...] et, en second lieu, une évaluation compréhensive du risque pour la santé fondée sur les données scientifiques disponibles les plus fiables et les résultats les plus récents de la recherche internationale.
>
> Même si l'avis scientifique n'est soutenu que par une fraction minoritaire de la communauté scientifique, les avis exprimés devraient être pris en compte à condition que la crédibilité et la réputation de cette fraction soient reconnues (COM [2000] 1, 2 févr. 2000, préc., p. 17). Le juge communautaire exige que l'évaluation des risques, même incomplète du fait des incertitudes, « donne à l'autorité publique compétente une information suffisamment fiable et solide ».

1. « Les critères d'application du principe de précaution », www.editions-legislatives.fr, 2017.

> *A fortiori*, l'Organe d'appel considère que le fait de mobiliser l'absence de preuve négative du risque n'est pas non plus suffisant pour justifier une mesure sanitaire, dans la mesure où cela est dû à « l'incertitude qui subsiste toujours sur le plan théorique puisque la science ne peut jamais offrir la certitude absolue qu'une substance donnée n'aura jamais un effet négatif sur la santé ».

Un constat s'impose : en réalité, la moindre alerte devrait entraîner une mesure sanitaire immédiate tant il n'y a aujourd'hui de consensus sur aucun des sujets contemporains, tant la juridiction met en avant la subjectivité de la connaissance scientifique à un moment donné.

De fait, le principe de précaution devient à la fois une arme redoutable et un danger terrible pour qui doit prendre une décision. Il est alors principe de « préservation personnelle » pour qui peut en disposer.

Mais quel homme politique prendrait le risque de s'opposer à une fraction de la population pour maintenir ou exécuter une décision d'ordre sanitaire alimentaire en se mettant lui-même en porte-à-faux ? Souvenons-nous du vaccin contre la grippe pour lequel la ministre de la Santé de l'époque, Roselyne Bachelot, prit de grandes précautions avant qu'on en connaisse le moindre danger. On lui reprocha plus tard un achat inutile et coûteux, alors qu'elle ne fit que recourir au principe de précaution et avait raison de prendre cette décision au moment où elle le fit.

Par ailleurs, qui oserait braver la pensée unique en prenant une décision contraire à une opinion parfois minoritaire, mais portée en général par un militantisme exacerbé ? Ceux qui souffrent le plus de l'angoisse alimentaire ont souvent trouvé refuge dans les nouvelles façons de consommer des produits sans beaucoup d'ingrédients, bio ou venant de la ferme. Et deviennent, en quelque sorte, les porte-étendards de cette nouvelle façon de consommer, leurs convictions s'affirmant au travers de ce militantisme et, encore, les confortant dans l'idée que leur nouvelle alimentation est la seule façon de se protéger. Dès lors, quoi de plus naturel – et généreux – que de chercher à en convaincre les autres et à combattre, parallèlement, ceux qui s'y opposeraient ?

Voilà pourquoi je souhaitais inventorier ce territoire : il fallait vérifier si les peurs ou les angoisses ont une consistance réelle, si elles font l'objet d'un effet mouton de Panurge et si, en dehors des mesures économiques et politiques, il existe une façon réelle et efficace de se protéger individuellement.

Beaucoup tentent de simplifier le sujet parce que l'abondance alimentaire actuelle relèverait de l'évidence tout comme la sécurité sanitaire primitive, alors qu'il a fallu bien des années pour en arriver là. Avant d'aller plus loin et de décortiquer les différents aliments que nous mettons dans nos assiettes, rappelons néanmoins quelques principes, non pas de précaution, mais de bon sens. Qui vous aideront à vous y retrouver dans le langage technique utilisé par les agences d'expertise.

3

Un peu de bon sens

Face à l'ensemble des incertitudes qui pèsent sur un certain nombre de produits, il peut être utile d'arriver à décoder le langage et les usages en matière de risques alimentaires.

Notons d'abord que les agences d'expertise utilisent volontiers deux mesures, qu'il faut donc connaître : la DJA et la DJT, sigles que vous entendrez régulièrement à propos de chacune des substances incriminées. Il s'agit en fait de la mesure de la dose de substances présentant un potentiel toxique que peut tolérer notre organisme. Une méthode contestable, dans la mesure où les outils qui permettent ces calculs restent imprécis. Mais comme il n'existe rien d'autre, malheureusement – raison pour laquelle ces chiffres évoluent en permanence –, on doit mieux les connaître.

Dose journalière admissible (DJA) et dose journalière tolérable (DJT)

La DJA, c'est la quantité d'une substance chimique que peut ingérer un homme ou un animal par jour, tout au long de sa vie, sans risque appréciable pour sa santé. Des valeurs établies pour les additifs alimentaires et les résidus de pesticides dont la présence dans les aliments répond à des besoins techniques ou qui sont nécessaires pour la protection des plantes (Organisation mondiale de la santé).

La DJT estime, elle, la quantité d'une substance présente dans les aliments ou l'eau de boisson – exprimée en fonction du poids corporel (mg/kg ou µg/kg) – qui peut être ingérée quotidiennement pendant une vie sans risque « appréciable » pour la santé.

La dose journalière tolérable est donc plus précise puisqu'elle s'exprime en fonction du poids d'un individu. C'est elle qui détermine les autorisations d'utilisation de chaque substance chimique, quel que soit le champ d'utilisation. On la calcule en particulier quand on a des soupçons, parfois même des preuves avérées, de toxicité potentielle.

C'est en partie ce qui explique le large débat entre les défenseurs de la suppression absolue de tous les produits et les autres – plus réalistes ? En effet, l'air que nous respirons au quotidien, les boissons que nous consommons, l'ensemble des substances qui nous environnent sont susceptibles de contenir l'un ou l'autre de ces composés chimiques. Les technologies modernes renforçant encore plus la probabilité d'être au contact de l'un d'entre eux.

Petite histoire de la conservation

Au-delà de toutes les craintes liées à la nutrition et aux différents produits qui se trouvent dans l'alimentation, pour bien manger, il est important de prendre en compte la façon dont nous stockons et conservons les denrées alimentaires. De tout temps, et bien avant l'arrivée de notre ami le Frigidaire et le développement des méthodes les plus adaptées, il a été question de conserver la nourriture en préservant le plus longtemps possible ses propriétés sanitaires, organoleptiques et nutritionnelles.

Un aliment mal stocké ou gardé trop longtemps peut, en effet, se dégrader en termes de saveur et de texture et devenir moins goûteux dans le temps, également perdre de sa valeur nutritionnelle avec des baisses vitaminiques et minérales plus ou moins importantes. Mais il peut aussi, pour certaines catégories de produits, connaître une dégradation microbiologique qui le rendra impropre à la consommation.

À la préhistoire déjà, les hommes s'étaient rendu compte que certaines denrées (comme la viande) s'altéraient moins vite quand elles étaient conservées au frais, dans les grottes ou enterrées dans un trou profond refermé par un couvercle. Ensuite, pendant très longtemps et jusqu'à l'invention des réfrigérateurs à la fin du XIXe siècle, on conserva les denrées périssables dans une pièce spéciale, le cellier, idéalement orientée vers le nord pour des raisons évidentes de fraîcheur. Cette utilisation plutôt « basique » de la conservation n'avait alors, *grosso modo*, qu'un seul but : préserver le plus longtemps les qualités nutritionnelles des aliments.

Les procédés de conservation se sont multipliés avec les techniques du froid (réfrigération et surgélation), de la chaleur (stérilisation, pasteurisation, appertisation), des additifs chimiques (conservateurs) ou par atmosphère protégée. L'activité de l'eau étant le paramètre principal qui influe sur la conservation, car la majorité des micro-organismes a besoin d'elle pour se développer.

Tous ces procédés tentent de respecter au mieux l'ensemble des propriétés initiales des aliments et de garantir en priorité leur sécurité sanitaire. De la fragilité microbiologique de l'aliment de base et du mode de conservation utilisé vont donc dépendre sa date limite de consommation (DLC) ou sa date de durabilité minimale (DDM).

Les techniques pour conserver

Pour conserver les aliments, il existe plusieurs techniques : la réfrigération, car le froid arrête ou ralentit les activités cellulaires ; la congélation, qui ralentit et stoppe les activités microbiennes ou enzymatiques en raison d'une diminution importante de l'eau disponible ; la conservation par la chaleur, qui se fait selon plusieurs méthodes, pasteurisation, stérilisation, appertisation ou UHT.

La pasteurisation signifie que le produit a été chauffé entre 60 et 100 °C, ce qui détruit effectivement les micro-organismes, mais pas toujours les bactéries qui résistent à la chaleur, raison pour laquelle cette opération est doublée d'un brusque refroidissement, puis d'une conservation au froid dans un emballage sous vide (pour le lait, par exemple).

La stérilisation nécessite un chauffage supérieur à 100 °C qui détruit tous les micro-organismes et les bactéries.

Le traitement UHT (ultra-haute température) consiste en un chauffage entre 135 et 150 °C, puis un refroidissement rapide et un conditionnement dans un milieu totalement aseptique (lait, jus de fruits, desserts lactés, soupes).

L'appertisation, enfin, est une stérilisation dans un conditionnement totalement étanche au gaz, aux liquides et aux micro-organismes : c'est la méthode utilisée pour les conserves.

D'autres techniques existent encore, parmi lesquelles la déshydratation, qui consiste à éliminer partiellement ou totalement l'eau de l'aliment, ce qui arrête le développement des micro-organismes. On utilise cette méthode pour les aliments secs (saucisson, haricots), pour les lyophilisés (café, purée, soupes en sachet), pour les salés (morue, olives) comme les sucrés (confiture, fruits confits). On utilise également l'alcool ou le vinaigre, produits considérés comme antiseptiques. La fermentation peut aussi être employée, car l'acide produit par les bactéries, par l'alcool ou par les levures autorise une meilleure conservation des aliments.

Plus récemment, on s'est mis à recourir aux additifs, ces conservateurs chimiques qui prolongent la durée de conservation, car ils inhibent le développement des micro-organismes et la libération des toxines, permettant en plus de stabiliser l'état des aliments.

Encore plus récemment est née l'irradiation, par le biais de rayonnement ionisant électromagnétique. Cette nouvelle technique de stérilisation permet d'augmenter la durée de conservation des aliments et d'éliminer les micro-organismes, mais elle a des effets négatifs, comme la destruction partielle ou totale des vitamines et des nutriments. Cette technique méritera d'être explorée dans les années à venir... mais aussi surveillée.

Pour finir, citons les atmosphères modifiées : un conditionnement sous atmosphère modifiée de l'aliment, en remplaçant l'air de l'emballage par un mélange gazeux avec moins d'oxygène, par exemple, ainsi qu'un taux d'humidité maintenu et une conservation froide, inhibant le développement des micro-organismes et augmentant la durée de conservation des aliments. C'est ce qu'on utilise pour les salades en sachet.

À consommer avant le...
À consommer jusqu'au...

En matière de conservation, le conditionnement des produits alimentaires doit indiquer au consommateur la limite au-delà de laquelle un aliment est susceptible d'avoir perdu ses qualités microbiologiques (avec un risque sanitaire), gustatives, physiques ou nutritives.

Deux types de dates peuvent figurer sur vos emballages ; nous avons tellement l'habitude de les voir que nous n'y prêtons plus attention, pourtant, il faut savoir les différencier pour comprendre ce qu'elles indiquent.

La date limite de consommation (DLC) correspond à une date au-delà de laquelle le produit peut présenter des risques pour la santé du consommateur. La majorité des produits frais emballés portent cette mention obligatoire fixée sous la responsabilité du fabricant et ne peuvent être vendus une fois la date dépassée.

Cette DLC est écrite sous le format jour/mois après les mentions « à consommer avant le » ou « à consommer jusqu'au ». Seuls les produits munis d'une DLC doivent impérativement être retirés de la vente et de la consommation dès que cette date est atteinte (source : Direction générale de la concurrence, de la consommation et de la répression des fraudes).

La date de durabilité minimale (DDM) est le nouveau terme utilisé pour remplacer l'ancienne DLUO (date limite d'utilisation optimale) en vue de limiter le gaspillage, car au-delà de celle-ci le produit peut encore être vendu. En effet, au-delà de cette date, si elle peut perdre certaines de ses qualités organoleptiques et/ou nutritionnelles, la denrée ne présente aucun risque pour la santé. L'indication concerne les boissons, produits secs, produits d'épicerie (pâtes, riz, sucre, conserves, etc.) ainsi que les surgelés.

La DDM est écrite sous le format jour/mois si elle est inférieure à trois mois, mois/année si elle est comprise entre trois et dix-huit mois, et année au-delà de dix-huit mois, après la mention « à consommer de préférence avant le ». Il n'y a donc pas de risque pour la santé du consommateur. Attention toutefois : ces dates sont valables uniquement avant ouverture du produit. Notons que d'autres indications sont parfois apportées par les fabricants, qui méritent d'être suivies scrupuleusement.

J'ajoute ici que de nombreuses associations antigaspillage ont tendance à estimer que les DLC et même les DDM favorisent le gaspillage. Pour elles, ces dates sont sous-évaluées dans le but de nous faire consommer davantage… Ainsi, des tranches de jambon industriel pourraient être consommées plusieurs semaines après leur DLC, et les yaourts plus d'un moins après.

Sur les DDM, il me semble raisonnable de rejoindre leurs doutes ; sur les DLC, on restera plus prudent, et ce particulièrement pour les sujets fragiles : jeunes enfants, femmes enceintes, personnes immunodéprimées, etc. Si l'on n'est pas obligé de jeter, une consommation après cuisson reste préférable lorsque la DLC est dépassée. Par ailleurs, il existe quelques conseils usuels de bon sens et d'hygiène à respecter.

Risques de toxi-infections et autres craintes liées à la conservation

Les fabricants prennent le soin, parfois, de recommander un délai de consommation après ouverture du produit (« à consommer sous deux ou trois jours une fois l'emballage ouvert », par exemple), voire un changement de mode de conservation (la mention « au frais après ouverture » indiquée sur des produits commercialisés à température ambiante). Au-delà de ces échéances, la température de conservation indiquée sur l'emballage doit être suivie avec attention, sinon la qualité sanitaire de l'aliment n'est plus garantie. C'est la même chose, quand elle est précisée, pour la nature de la cuisson (« cuisson à cœur » des saucisses ou des steaks hachés, par exemple).

Plus surprenant, c'est parfois le mode de conservation d'un aliment qui peut le rendre toxique. C'est le cas depuis l'arrivée sur le marché des produits contenant des additifs alimentaires – qui font régulièrement parler d'eux. Parmi eux, les conservateurs (E2xx) sont des substances dont l'effet direct retarde ou empêche d'indésirables modifications microbiologiques ou chimiques dans les denrées, en particulier leur altération. Toutefois, ces conservateurs (nitrites et nitrates, benzoates, etc.) sont mis en cause dans le développement de certains cancers.

D'un point de vue législatif, ces agents de conservation sont considérés comme indispensables à une bonne hygiène alimentaire, en particulier d'un point de vue microbiologique. Si les excès ne sont pas à favoriser, leur but premier reste prioritaire comparé à d'autres additifs purement esthétiques (comme les colorants).

Enfin, l'ionisation ou radioconservation est une méthode courante dont vous ignorez sans doute l'existence (les aliments qui en bénéficient sont le plus souvent incorporés dans des plats préparés, la mention n'arrive donc pas jusqu'à nous), qui permet de conserver les aliments par radiation. Si elle limite l'usage de produits chimiques, elle soulève de nombreuses questions quant à sa potentielle génotoxicité en excès.

Du supermarché à l'assiette, les bons réflexes

Pour garantir la qualité de l'alimentation, si le respect des dates de péremption est une base réglementaire et imposée, à la maison vous êtes maître de votre alimentation. Le plus important en la matière reste donc de faire confiance à ses sens. Date limite de consommation dépassée ou pas, une odeur désagréable, une texture ou une couleur altérée doivent interpeller. Même chose pour un emballage gonflé, une boîte de conserve déformée, l'absence de « pop » à l'ouverture d'un bocal, des surgelés agglomérés : en cas de doute, jetez le produit.

Par ailleurs, dès leur achat, la conservation des aliments est un sujet prioritaire. Sachez-le, l'agencement des rayons dans les supermarchés n'est pas toujours le chemin idéal à suivre pour faire ses courses. S'il suit un parcours idéal sur le plan marketing et en termes de consommation, il en va tout autrement en ce qui concerne l'hygiène et la conservation. Même si cela provoque un retour en arrière, il est important de commencer ses achats par les produits secs stockés à température ambiante et les fruits et légumes. Et de terminer par les produits réfrigérés (laitages, fromages, charcuterie, plats préparés, traiteur, etc.), puis, en dernier lieu, les surgelés.

Là, soyez particulièrement vigilant : les éléments doivent bouger quand on secoue le sachet ou la boîte. Si ce n'est pas le cas et qu'un bloc s'est aggloméré, c'est signe d'une chaîne du froid déjà rompue. Pour ne pas la rompre entre le supermarché et votre domicile, veillez à transporter vos aliments frais et surgelés séparément et dans des contenants adaptés : une glacière permet de maintenir la température des aliments une heure trente, un sac isotherme trente minutes pour une température extérieure de 20 °C. En plein été, si vous dépassez ce temps de transport, utilisez bien des accumulateurs de froid ou à défaut des bouteilles d'eau glacée. Choisissez également une glacière ou un sac isotherme adapté au volume des aliments transportés : plus le sac est rempli et plus les aliments sont serrés, moins l'air circule et donc plus le froid est maintenu.

Enfin, en faisant vos courses, surveillez les dates limites de consommation des produits achetés et prenez celles adaptées à votre rythme de consommation.

À la maison, rangez en priorité les produits surgelés dans un congélateur à -18 °C (vérifiez la température régulièrement). Les freezers des réfrigérateurs destinés à la réalisation de glaçons ne permettent qu'un stockage de deux à trois jours. Ne recongelez évidemment jamais un produit décongelé (sauf si celui-ci a été décongelé, puis cuit à plus de 63 °C à cœur, puis refroidi rapidement).

Attention, ne décongelez jamais un produit à l'air libre… au risque de vous retrouver avec une intoxication alimentaire. La méthode la plus simple et la plus sûre est de placer les aliments congelés au réfrigérateur au moins vingt-quatre heures à l'avance (surtout les viandes et poissons). Pour une décongélation rapide, optez pour celle à l'eau froide : mettez les aliments dans un sachet hermétique placé dans de l'eau froide que vous remplacez toutes les trente minutes. Vous pouvez également utiliser le micro-ondes en sortant le produit de son emballage et en le plaçant dans un plat adapté, ou le décongeler en le cuisinant directement à la poêle.

Les produits frais sont rangés dans un deuxième temps (vérifiez aussi la température du réfrigérateur régulièrement, elle doit être inférieure à 6 °C). Veillez à éliminer au maximum les emballages cartonnés (cartons des yaourts), qui peuvent être souillés par le stockage en entrepôt ou au supermarché. Pensez à faire un roulement dans votre réfrigérateur en rangeant dans le fond les produits aux DLC les plus éloignées. Avant de stocker des fruits et légumes au frais, pensez aussi à laver l'excédent de terre.

Quels produits dois-je mettre au frais ?

Tous les produits frais et sensibles bactériologiquement : les viandes, les charcuteries, les poissons, les fruits de mer, les produits laitiers frais (y compris les fromages et la crème fraîche), le beurre et la margarine, les produits traiteur et plats préparés frais, qui ont donc une DLC. Tout ce qui est acheté réfrigéré doit être placé au réfrigérateur !

Les restes et les plats cuisinés maison seront conservés dans un récipient hermétique ou recouverts de film alimentaire entre vingt-quatre et quarante-huit heures.
Les produits entamés portant la mention « à conserver au froid après ouverture » : c'est le cas du lait, même UHT, des jus de fruits, de coulis de tomate, etc. Il est conseillé, dans ce cas, de noter la date d'ouverture.
Certaines huiles riches en acides gras polyinsaturés facilement oxydables et en vitamines sensibles, comme l'huile de noix qui rancit rapidement ou l'huile de germe de blé.
Certaines farines biologiques sans conservateur une fois le paquet entamé, en raison de la présence éventuelle de mites alimentaires.

Pour finir, si l'on veut stocker ses aliments dans de bonnes conditions bactériologiques, l'hygiène est primordiale. Pensez ainsi à manipuler et cuisiner les produits avec des mains propres. Nettoyez le réfrigérateur à l'eau légèrement javellisée au moins une fois par mois et idéalement à l'eau avant chaque rangement de courses. Les placards, quant à eux, ne doivent pas être oubliés... Un nettoyage même à sec, pour éliminer les résidus alimentaires, est conseillé. En cas de grand nettoyage à l'eau, essuyez bien ensuite les étagères afin de ne pas altérer les emballages. Pensez également à utiliser des boîtes de conservation ou à fermer, à l'aide d'une pince, les sachets entamés.

Rappelons que, si le public se focalise aujourd'hui sur les pesticides, les perturbateurs endocriniens et autres glyphosates, ce sont d'abord les bactéries qui menacent nos assiettes !

4

Bactéries et parasites, le vrai danger

Pesticides, perturbateurs endocriniens, nanoparticules, dioxine… impossible d'échapper à ces menaces dans le monde actuel. Pourtant, le public s'est focalisé sur les pesticides, sans doute parce qu'il est facile de s'en approprier la compréhension en même temps que la notion de danger. Cette relative incohérence sert surtout à mettre en relief l'ensemble des dangers de la progression très ou trop rapide des industries et de la technologie par rapport à l'évaluation du risque.

Or, qui va se protéger des pesticides en consommant à tous crins du bio se retrouvera exposé à tous les autres risques potentiels, éliminant au hasard de sa propre information ou de sa propre compréhension certains produits tout en en conservant d'autres. Illogique, n'est-ce pas ! À mon sens, cette inquiétude générale sert surtout à inciter à augmenter les travaux de recherche sur la prévention, seule manière collective de se protéger.

L'ennui, c'est que les causes les plus fréquentes de risque de maladie sont essentiellement les problèmes bactériologiques, parasitologiques et autres infestations possibles. À l'occulter en se polarisant sur les seuls pesticides – l'arbre qui cache la forêt –, on risque de sacrées déconvenues. Donc, toujours il faut prudence garder et ne jamais oublier que d'autres dangers menacent.

***Listeria*, une bactérie qui résiste au froid**

La listériose est une infection causée par l'ingestion d'aliments contaminés par une bactérie de la famille des *Listeria* (*Listeria monocytogenes*, plus précisément).

La bactérie responsable de l'infection est fréquemment retrouvée dans l'environnement (sols, végétaux, eaux usées) et dans le tube digestif de nombreux animaux, qui se contaminent en se nourrissant. Si elle est tuée par la chaleur, cette bactérie résiste au froid, peut donc proliférer dans le réfrigérateur et même survivre dans le congélateur. Les aliments crus sont les plus souvent contaminés : fruits et légumes mal lavés, produits laitiers non pasteurisés et fromages au lait cru, viandes peu cuites, produits de charcuterie, poissons fumés et crus, coquillages crus, ou encore graines germées.

Fait (angoissant) à savoir : il est impossible de reconnaître un aliment contaminé par *Listeria*. Car il a la même apparence, le même goût et la même odeur qu'un produit sain, d'où son danger... Autre donnée : l'ingestion de la bactérie n'entraîne pas forcément la listériose, il faut en consommer une dose élevée pour risquer d'être malade. Certains individus sont même des porteurs sains, c'est-à-dire qu'ils portent la bactérie en eux sans jamais développer la maladie.

La listériose, une maladie qui touche surtout les plus fragiles

La listériose est une maladie rare en France, avec environ cinq à six cas par million d'habitants par an, soit environ quatre cents cas chaque année. Elle touche en particulier les personnes dont le système immunitaire est fragile (à la suite d'un traitement ou d'une maladie), les personnes âgées, les femmes enceintes et les nouveau-nés. Si elle survient exceptionnellement chez des personnes en pleine santé, elle peut entraîner la mort, en particulier, des plus sensibles.

En cas de contamination de la femme enceinte, l'infection peut passer inaperçue ou se réduire à des contractions ou à un état pseudo-grippal. Cependant, les risques et conséquences peuvent être graves pour l'enfant à naître : mort *in utero*, avortement spontané, accouchement prématuré, infection néonatale avec évolution fatale.

Les symptômes, qui peuvent se manifester de deux jours à deux mois après la consommation d'aliments contaminés, sont variables et peu spécifiques, allant d'une absence de signes cliniques, de diarrhées modérées ou de symptômes grippaux (fièvre, courbatures, maux de tête, etc.) jusqu'à des troubles neurologiques comme les méningites ou méningo-encéphalites (forts maux de tête, fièvre élevée, nausées, vomissements, troubles du comportement, etc.).

En cas de doute sur un produit, s'il n'y a pas eu consommation, il faut le détruire ou le rapporter sur le lieu d'achat, voire directement au fabricant. S'il y a eu consommation, restez vigilant dans les deux mois suivants et consultez votre médecin dès l'apparition de fièvre ou d'autres symptômes de listériose.

Mais pas d'affolement : la listériose peut être traitée par des antibiotiques.

En pratique, les producteurs et les distributeurs sont soumis à des contrôles (autocontrôles, contrôles planifiés ou non) sur l'hygiène et le respect de la chaîne du froid. En cas de contamination avérée, des retraits ou rappels de produits afin de protéger le consommateur ainsi que des mesures préventives ou correctives pour le producteur ou le distributeur sont prises. Autant de contrôles et garde-fous qui ne doivent pas empêcher le consommateur d'appliquer les règles d'hygiène !

Listériose :
comment éviter la contamination ?

Comme la bactérie résiste au froid et colonise de nombreux milieux différents (terre, végétaux, animaux, eau...), il est important de prendre quelques précautions.

- Respecter la date limite de consommation des aliments (DLC) indiquée sur l'étiquette.
- Consommer rapidement les produits après ouverture.
- Laver les fruits et légumes avant consommation.
- Régler le réfrigérateur à une température basse (max. 4 °C).
- Dans le réfrigérateur, conserver les aliments crus séparément des autres afin d'éviter leur contamination.
- Nettoyer régulièrement le réfrigérateur à l'eau de Javel.
- Laver mains, plans de travail et ustensiles après contact avec des aliments crus pour empêcher la contamination des aliments sains.
- Il est essentiel de cuire ou réchauffer les aliments crus d'origine animale ou les plats prêts à consommer à plus de 75 °C (la bactérie ne résiste pas à la chaleur).

Les salmonelles, généralement responsables d'une bonne petite gastro

En Europe, les infections par des bactéries du genre *Salmonella* représentent la cause la plus fréquente d'épidémies d'origine alimentaire et la deuxième cause de maladies d'origine alimentaire. En France, c'est même le premier agent pathogène confirmé dans les foyers de toxi-infections alimentaires collectives (TIAC).

L'infection se manifeste par une gastro-entérite, parfois aiguë, qui se résout généralement spontanément en quelques jours. Toutefois, les conséquences peuvent être plus graves chez certaines personnes présentant une sensibilité particulière, notamment celles atteintes de malnutrition, souffrant de certaines maladies (cancer, maladies de l'estomac) ou sous traitement contre l'acidité gastrique, les malades sous antibiothérapie à large spectre.

Enfin, chez les nourrissons ainsi que chez les personnes au système immunitaire affaibli (maladie auto-immune, immunosuppressive, traitement médical immunosuppresseur, etc.), une infection par les salmonelles peut se révéler très grave, voire mortelle.

Salmonellose, comment se fait la contamination ?

Le réservoir principal des salmonelles est l'animal. Ces bactéries peuvent, en effet, être présentes dans le tube digestif des mammifères (porcs, bovins) et des oiseaux (volailles domestiques) sans que ceux-ci présentent de symptômes. Certaines souches peuvent également provenir d'animaux à sang froid (reptiles, tortues) ou encore d'animaux aquatiques (mollusques, poissons).

Les salmonelles présentes dans les matières fécales des animaux peuvent contaminer les pâturages, les sols et l'eau, puis y survivre pendant plusieurs mois. L'environnement et l'eau non traitée représentent donc également, parfois, une source de contamination.

La contamination de l'homme se fait généralement par le biais d'aliments atteints (95 % des cas, principalement par les aliments crus), plus rarement par contact avec des individus, animaux infectés (y compris les animaux de compagnie) ou humains porteurs sains (personnes contaminées, mais ne présentant aucun symptôme).

Les aliments les plus fréquemment impliqués sont les œufs et les produits à base d'œufs crus ou ayant subi un traitement thermique insuffisant, les produits laitiers (lait cru ou faiblement thermisé ou recontaminé lors de la production de lait en poudre) ainsi que les viandes peu cuites (bovins, porcs et volailles). Cependant, de nombreux autres aliments (végétaux crus, coquillages…) peuvent être concernés.

Des mesures simples pour éviter une gastro familiale

Quelques règles d'hygiène à la maison permettent de limiter les risques de contamination microbienne.

- Bien se laver les mains après un contact avec un animal vivant, voire éviter les contacts avec les reptiles de compagnie pour les personnes vulnérables (immunodéprimés, nourrissons, femmes enceintes).
- Bien se laver les mains après avoir manipulé des aliments crus (œufs, viandes, fruits et

légumes), nettoyer soigneusement le plan de travail ayant servi à la préparation de ceux-ci.

- Cuire à cœur les aliments et, en particulier, les viandes de porc et de volaille ainsi que celles hachées.
- Conserver les œufs à une température stable, éviter les froid/chaud, qui facilitent la condensation et la pénétration de *Salmonella* de la coquille vers l'intérieur de l'œuf.
- Ne pas laver les œufs avant de les stocker, car ce nettoyage fragilise la surface de la coquille, ce qui peut favoriser la pénétration des micro-organismes (même phénomène que la condensation).
- Préparer les recettes à base d'œufs sans cuisson (mayonnaise, crèmes, mousse au chocolat, pâtisseries, etc.) le plus proche possible du moment de leur consommation. En cas de stockage, il est nécessaire de les maintenir au froid, puis de les consommer dans les vingt-quatre heures.
- Enfin, il est déconseillé aux personnes âgées, malades, immunodéprimées, aux jeunes enfants et aux femmes enceintes de consommer des œufs crus ou peu cuits, des viandes crues ou peu cuites et du lait cru.

Infection par *Escherichia coli* (*E. coli*)

La bactérie *Escherichia coli* est naturellement présente dans le tube digestif de l'homme et des animaux à sang chaud. La majorité des souches d'*E. coli* sont inoffensives, quelques-unes seulement sont pathogènes. C'est le cas de celles dites « entérohémorragiques » (ECEH), qui provoquent des diarrhées sanglantes et produisent une puissante toxine à l'origine d'un syndrome hémorragique. Régulièrement, des souches d'ECEH sont la cause d'intoxications alimentaires *via* la consommation de produits animaux mal cuits ou consommés crus. Les fruits et les légumes frais ayant été en contact avec elles peuvent également représenter un risque de contamination.

Les symptômes provoqués par ces bactéries apparaissent entre trois et huit jours après l'infection. Il s'agit de douleurs abdominales et de diarrhées, lesquelles peuvent évoluer vers des formes sanglantes (colites hémorragiques). Il arrive que des vomissements et de la fièvre surviennent aussi.

Parallèlement, les toxines produites par ECEH détruisent la paroi des vaisseaux sanguins et causent des problèmes de coagulation ainsi que d'hypertension artérielle (mortels dans 3 % à 5 % des cas).

Des épidémies parfois mortelles

Ces bactéries peuvent parfois être à l'origine de toxi-infections alimentaires graves. Les premières données épidémiologiques remontent à 1982, lors d'une flambée d'infection survenue aux États-Unis provoquée par des hamburgers aux steaks hachés insuffisamment cuits.

Depuis, les *Escherichia coli* engendrent régulièrement des flambées épidémiques et représentent donc un problème de santé publique. En 1996, le Japon a connu une importante épidémie suite à la consommation de graines germées de radis : 9 578 cas ont été recensés. En 2011, un épisode comparable est survenu en Europe ; à la fin de l'épidémie, dont le foyer initial était l'Allemagne, les autorités sanitaires européennes faisaient état de plusieurs milliers de personnes intoxiquées et de 47 décès.

Après enquête, des graines germées importées d'Égypte ont été désignées comme étant la source de l'épidémie.

En France, la plus grande épidémie liée à des steaks hachés surgelés contaminés date de 2005. Les autorités sanitaires avaient enregistré 69 cas, dont 57 concernaient des enfants âgés de moins de 13 ans.

La survenue de la maladie, variable selon les classes d'âge, atteint son maximum chez les enfants de moins de 3 ans. Cependant, dans le cas de l'épidémie européenne survenue en 2011, 7 personnes touchées sur 10 étaient des adultes de sexe féminin. Une répartition inhabituelle qui peut en grande partie s'expliquer par les différences d'habitudes alimentaires : les femmes, plus grandes consommatrices de crudités que les hommes, ont été davantage touchées.

Transmission et traitement de l'infection

La maladie survient majoritairement lors de la consommation d'aliments contaminés, généralement de la viande crue ou insuffisamment cuite, des produits laitiers au lait cru, et plus rarement des produits végétaux crus.

Le réservoir naturel des ECEH étant principalement le tube digestif des bovins, la contamination peut également survenir lors de la traite ou l'abattage de ces animaux. Les matières fécales des ruminants présentes dans le sol, dans le fumier et dans l'eau (mares, ruisseaux) sont aussi une source possible de contamination.

La transmission interhumaine de ECEH est aussi possible, mais survient rarement. Dans la majorité des cas, elle a lieu de l'enfant à l'adulte, par exemple lors de la toilette du nourrisson.

Prudence avec les antibiotiques, car selon la bactérie on libère parfois, en la détruisant, des toxines dans l'organisme, ce qui peut aggraver les symptômes. Les médecins seuls décideront du traitement adapté.

Les épisodes diarrhéiques sont, quant à eux, traités de manière symptomatique : les patients sont réhydratés, mais ne prennent pas d'antidiarrhéiques, afin de permettre l'élimination de la bactérie et de ses toxines dans les selles.

Du producteur au consommateur, des règles d'hygiène adaptées

Les connaissances actuelles ne permettent pas de réduire l'incidence de ECEH au sein des populations bovines. En revanche, *via* des tests, il est possible de déterminer si un animal est porteur de la bactérie. Le cas échéant, la viande peut subir un traitement bactéricide qui consiste à la chauffer ou à l'irradier. Ces techniques, bien qu'étant efficaces, ne garantissent pas systématiquement l'absence d'ECEH dans les aliments. Pour se prémunir efficacement des infections par ECEH, il faut respecter l'application de pratiques d'hygiène strictes tout au long de la chaîne alimentaire, du producteur au consommateur.

Le personnel impliqué dans la production et la préparation de produits végétaux et animaux crus doit être formé aux bonnes pratiques d'hygiène. Concernant les consommateurs et les cuisiniers, il est possible d'éviter la plupart des infections par ECEH en respectant quelques recommandations.

- Se laver les mains avant de préparer les repas et aussi souvent que nécessaire.

- Laver les fruits, les légumes et les herbes aromatiques, surtout s'ils sont consommés crus.
- Veiller à l'hygiène du matériel de cuisine, notamment lorsqu'il a été en contact avec de la viande crue (afin d'éviter les contaminations croisées).
- Au réfrigérateur, séparer les aliments cuits des aliments crus.
- Éviter le contact des enfants de moins de 5 ans avec les animaux de ferme, notamment les bovins, ovins et leur environnement.
- Cuire à cœur la viande hachée de bœuf, en particulier chez les enfants de moins de 5 ans.
- Éviter la consommation de fromages au lait cru chez les jeunes enfants et les personnes âgées.
- Ne pas boire d'eau non contrôlée sur le plan microbiologique (puits, source).

DEUXIÈME PARTIE

SAVOIR IDENTIFIER L'ENNEMI

Pesticides, perturbateurs endocriniens, glyphosates, nitrites, nitrates, etc., la liste des produits toxiques qui se cachent dans les aliments est aussi longue que non exhaustive. C'est à se demander s'il faut vraiment continuer à faire ses courses en supermarché... Mais on dit tout et son contraire sur ces produits, les réseaux sociaux devenant parfois notre seule source « d'information », alimentés par des fake news en cascade et bien des légendes urbaines. Ensemble, faisons donc le tour de toutes ces substances et tentons de les identifier pour ne plus avoir peur.

5

Tout ce qu'il faut savoir sur les pesticides

Les pesticides occupent désormais une part importante du débat sur l'environnement. Un débat devenu caricatural, puisque la seule préconisation avancée par beaucoup est de vouloir supprimer de façon radicale ces produits, sans au préalable essayer de comprendre d'où ils viennent, les raisons de leur introduction ni d'envisager les conséquences éventuelles de leur suppression complète, qui plus est dans des délais extrêmement courts. Soyons honnêtes, bien des Français souhaitent une suppression immédiate quand une autre partie de la population – la plus importante – se voit, elle, terrorisée, sans raisons particulières ni connaissances approfondies, et désire surtout éviter d'en consommer ; ce qui conduit à des comportements relevant de la prévention empirique : la consommation systématique de produits biologiques.

Les agriculteurs, principales victimes de ces produits chimiques, n'entreprennent pas, majoritairement, de les éliminer. Les pouvoirs publics, quant à eux, sont extrêmement frileux, maniant les armes de la suppression, des autorisations temporaires et des autorisations définitives sous la pression des consommateurs. Enfin, depuis la vague verte qui a déferlé sur la France au début des années 2000, chacun y va de son petit couplet, introduisant même une strophe politique servant à flatter tel ou tel électorat, selon son orientation spécifique.

Pourtant, les pesticides sont un sujet à part entière, qui nécessite une évaluation parfaite, des mesures proportionnées dans le temps et une prévention primitive.

Les pesticides, un « fléau » qui « tue »

Les pesticides sont utilisés depuis l'Antiquité pour protéger les cultures et limiter la propagation de parasites et autres maladies, afin d'améliorer la qualité de la production alimentaire. On trouve ainsi des traces de l'utilisation du soufre en Grèce antique dès mille ans avant J.-C. et de l'arsenic comme insecticide au Ier siècle. Plusieurs plantes ont ensuite été découvertes progressivement pour lutter contre toutes sortes de rongeurs et d'insectes.

Avec l'essor de la chimie minérale, qui fournit de nombreux pesticides minéraux à base de sulfates de cuivre, un pas est franchi au XIXe siècle. Mais l'essor véritable des pesticides est lié au développement de la chimie organique de synthèse des années 1930. C'est l'industrie agrochimique qui, la première, a développé ces produits et conduit à leur dissémination dans la plupart de nos milieux : la terre, les fluides, les sols et les sous-sols. Pour certains d'entre eux, il existe une persistance sur deux ou trois décennies.

Étymologiquement, le terme « pesticide » a de quoi faire peur : il vient du latin *pestis* (« fléau ») et *cædere* (« tuer »)... Ces produits phytosanitaires, comme on les appelle aussi, l'agriculture y a recouru pour éliminer en premier lieu tout ce qui pouvait nuire à une bonne récolte (insectes, limaces, herbes, champignons, etc.). Puis, dans la lignée de cette production, sont apparus des produits destinés à améliorer la productivité, que ce soit pour dessécher, stocker ou conserver.

Aussi existe-t-il différentes catégories de pesticides en fonction de l'effet recherché. Les plus connus sont les herbicides (que le consommateur appelle « désherbants »), les insecticides et les molluscicides (anti-limaces). On considère qu'il existe à ce jour entre 1 000 et 2 000 substances actives avec des fonctions très diverses. Et alors que nous focalisons notre attention sur l'agriculture, nos mairies les utilisent pour entretenir les espaces verts, et les particuliers ne sont pas avares de leur consommation !

Une toxicité difficile à évaluer…

C'est au début des années 1980 que l'on a commencé à voir surgir, dans les enquêtes épidémiologiques, des soupçons sur la relation entre l'usage des pesticides et des maladies cancéreuses neurologiques et des soucis concernant la reproduction.

Nous savons qu'il existe des doses supportables et des doses inacceptables de ces produits, que le temps d'exposition est un facteur très important dans leur toxicité, que la population exposée est un autre facteur d'évaluation du risque, mais aussi qu'il est très difficile d'évaluer la profondeur de leur imprégnation dans notre environnement.

Et pour cause, un paramètre limite en permanence ces évaluations (notamment pour le glyphosate) : l'adjonction à ces substances d'autres produits permettant de les dissoudre et les conserver dans l'eau, les solidifier. Ainsi que de leurs modes de conditionnement.

Voilà pourquoi on peine à obtenir une évaluation exacte de la toxicité de ces produits, même si la plupart sont sous le contrôle d'une réglementation européenne et font l'objet d'une surveillance accrue depuis les mises en garde et la pression publique. En outre, la plupart des tests sont effectués sur des animaux ; il est impossible de donner, selon cette mesure, une évaluation fiable du risque chez l'être humain. Ce qui complique encore les choses.

Nous devons donc nous contenter, aujourd'hui, de statistiques sur des populations et en tirer des décisions.

… et complexe

Le danger des pesticides s'observe à plusieurs niveaux. Bien sûr, il y a d'abord la phase de fabrication de ces produits et un risque majeur pour les populations travaillant dans cette industrie, tout comme l'agriculteur qui est au contact direct avec eux. Mais nous savons aussi que l'air et les vents peuvent disséminer les produits, au même titre que l'eau ou les aliments que nous avalons (céréales, fruits, végétaux). Nous absorbons donc des pesticides de plusieurs façons, en fonction du produit, par voie orale, évidemment, mais aussi par voie respiratoire et même au contact de la peau.

La France, premier pays agricole européen, se doit d'être particulièrement attentive aux substances qu'elle utilise. Selon les chiffres de l'Inserm, les rendements agricoles sont passés de 15 quintaux à l'hectare à 70 quintaux, devinez grâce à quoi… (sans mépriser pour autant l'amélioration des conditions de culture ainsi que celle des semences). Des chiffres équivalents, quels que soient le végétal ou la céréale concernés, même si le produit chimique employé diffère évidemment selon la nature de la culture. Il y a donc eu amélioration sur ce point.

Les conséquences et dégâts, eux, sont nombreux. Parlons d'abord de la corrélation évidente entre la montée de la consommation des insecticides et la raréfaction de certaines espèces – notamment les abeilles –, la biodiversité en péril dépendant beaucoup du recours à de telles substances. Évoquons aussi les maladies de proximité inadmissibles qui se développent, les agriculteurs étant les premiers touchés. Et, au-delà encore de ces drames, le fait que les pesticides se retrouvent partout.

Nombre d'articles paraissent pour souligner leur présence dans une eau minérale, un produit alimentaire de consommation courante, ou tel ou tel produit domestique. La terrible réalité est qu'il y en a absolument partout, comme les nombreux contrôles effectués dans l'eau, au niveau des sous-sols, le prouvent régulièrement. Voilà plus de cinquante ans que nous utilisons ces substances, qu'elles viennent de France, d'Europe ou d'ailleurs, et que nous les absorbons et les inhalons quotidiennement… Comment pourrait-il ne pas, hélas, en être autrement : s'il n'y a pas une initiative mondiale ou tout au moins européenne en la matière, il y a peu de chances que le problème soit résolu à court terme.

Nous vivons donc tous avec une dose de pesticides chevillée à l'organisme, dont la quantité varie selon notre consommation alimentaire, nos lieux de vie et la période où nous les dosons dans notre sang ou nos urines. Tous les tests qui font sensation dans les journaux me font presque rigoler, tant il vaudrait mieux essayer de chercher dans quels produits il n'y a pas de pesticides et quelles sont les catégories d'hommes ou de femmes non contaminées... Or il existe bien un lien entre les pesticides et un certain nombre de maladies. Nous allons en détailler plusieurs ici.

Les agriculteurs, premières victimes des pesticides

Pour la population générale, les sources d'exposition aux pesticides se retrouvent dans l'alimentation, l'eau de consommation, l'air intérieur et extérieur, les sols et les poussières de la maison. Quelques études suggèrent une augmentation du risque de cancers en zone d'épandage de pesticides ou en raison de leur utilisation à la maison ou au jardin, mais elles demandent à être confirmées.

En milieu professionnel, certaines études ont montré une augmentation du risque de cancers tels que des lymphomes non hodgkiniens (LNH), les tumeurs cérébrales, les cancers de la prostate, de l'ovaire ou du poumon et les mélanomes, en cas de niveaux d'exposition professionnelle élevés et pendant de longues périodes. Un lien 100 % causal reste cependant à démontrer, car d'autres facteurs de risque présents en milieu agricole peuvent jouer un rôle dans les associations trouvées.

Lymphomes non hodgkiniens

Les expositions aux pesticides sont particulièrement incriminées dans les lymphomes non hodgkiniens qui ont fait l'objet de nombreuses études épidémiologiques. Le traitement de ce type de cancers, qui se développent au niveau du système lymphatique (ce que nous appelons grossièrement les « ganglions »), repose principalement sur une chimiothérapie. Son diagnostic se fait grâce à des examens biologiques et au prélèvement d'un ganglion, pour lequel, en général, le patient vient consulter. Le pronostic dépend à la fois de la nature des cellules impliquées, de la date de la découverte et de la mise en route rapide d'un traitement.

Il existe incontestablement un lien entre cette maladie et les pesticides, quelle que soit leur catégorie, lien particulièrement significatif au sein des personnes exposées en permanence (agriculteurs, travailleurs de l'industrie agrochimique, manipulateurs des substances...) ainsi que chez les allergiques et en particulier les asthmatiques. Dans ces populations, il est évident que l'apparition d'un ou de plusieurs ganglions doit conduire à consulter un médecin.

Cependant, aucune étude n'a permis de vérifier cela chez les populations n'étant pas considérées comme particulièrement exposées, ce qui en minimise le lien.

Maladie de Hodgkin

La maladie de Hodgkin, aussi appelée « lymphome de Hodgkin », est une sorte de voisine de la précédente. Elle représente un peu moins de 1 % de l'ensemble des cancers. Le diagnostic se fait de la même façon que celui des lymphomes non hodgkiniens et son traitement repose également sur la chimiothérapie. Moins étudiée que la précédente, vraisemblablement parce qu'il s'agit d'une famille proche, on considère que ce sont les agriculteurs et les utilisateurs fréquents de pesticides qui sont, là encore, principalement concernés. Bien qu'une possibilité de la contracter sous l'influence d'une contamination par les pesticides soit régulièrement évoquée, aucune étude à ce jour n'a réussi à le démontrer.

Leucémies

Le débat concernant les leucémies est plus fourni que dans les deux précédents cas, avec une moitié des études concluant à un vrai risque, tandis que l'autre moitié le conteste.

Encore une fois, il semble exister peu d'impact sur le consommateur, mais un profond impact chez les agriculteurs, les épandeurs et les ouvriers de l'industrie agroalimentaire. On pense aussi que les femmes sont plus facilement touchées que les hommes.

Ce cancer de la moelle osseuse finissant par envahir le sang et certains organes entraîne une fatigue extrême, une perte de l'immunité et une profonde anémie. Des examens biologiques permettent d'en établir le diagnostic, souvent en lien avec l'apparition de ganglions.

Les leucémies représentent environ 2,5 % de la mortalité par cancer. Mais l'émergence de cette maladie augmentant avec l'âge et se déclarant souvent longtemps après une éventuelle exposition, il est difficile d'évaluer son risque.

Autres cancers

De nombreux cancers ont fait l'objet d'études épidémiologiques, notamment ceux de la prostate, des testicules, du cerveau, de la peau ou du poumon. Pour ce dernier, il est très difficile de porter une appréciation liée aux pesticides en raison de l'implication du tabagisme et de la pollution aérienne.

Inutile de vous confirmer que les populations exposées sont évidemment en risque significatif. Cependant, pour le cancer de la prostate et des testicules, la population générale est également concernée. Assez curieusement, le mélanome cutané (une tumeur maligne qui se développe à partir des mélanocytes, les cellules qui fabriquent la mélanine, responsable de la pigmentation de la peau) touche peu la population générale.

Troubles cognitifs

En ce qui concerne les troubles cognitifs et les maladies telles que Parkinson et Alzheimer, on trouve un lien significatif au sein de la population générale (notamment avec la maladie de Parkinson) et, comme à l'accoutumée, un lien beaucoup plus fort en milieu professionnel, chez les agriculteurs en particulier.

Le lien avec ces maladies est plus difficile à évaluer en raison de l'augmentation de l'espérance de vie. C'est une évaluation qu'il va falloir compléter dans les prochaines années.

Malformations congénitales

En France, près de 3,5 % des enfants naissent chaque année avec une malformation congénitale. À l'heure actuelle, on estime que les causes environnementales seraient responsables de près de 10 % des malformations recensées. S'il n'est pas encore possible de conclure à un lien certain entre une exposition aux pesticides et l'apparition de telles séquelles, le risque n'en demeure pas moins important. D'après une expertise de l'Inserm, publiée en France en 2013, on assiste à une augmentation du risque de malformations chez les enfants des femmes vivant près d'une zone agricole utilisant des pesticides. Mais ces risques ne concernent pas seulement les femmes enceintes résidant dans ces endroits, ils semblent concerner plus globalement toute exposition de la femme enceinte à des substances chimiques à usage domestique.

L'exposition professionnelle des mamans pendant la grossesse est un facteur de risque de leucémies et de tumeurs du cerveau du nouveau-né, l'exposition chez l'enfant un vrai facteur de risque de leucémie.

Fertilité, obésité, diabète…

L'infertilité progresse en France et dans le monde. À des facteurs génétiques et hormonaux constitutionnels s'ajoutent des causes anatomiques et infectieuses, mais dans 10 à 20 % des cas l'infertilité est d'origine inconnue. Les pesticides, de par leur toxicité intrinsèque (destinée à lutter contre des nuisances biologiques) et leur emploi universel tant dans un contexte professionnel que domestique, n'y sont peut-être pas étrangers. Plusieurs études ont ainsi suggéré que l'exposition aux pesticides dans la population générale avait un impact sur la qualité du sperme. Certains empêcheraient la fabrication de spermatozoïdes par l'organisme.

Mais il est difficile, en raison de la complexité de l'environnement, d'affirmer que les pesticides sont les seuls responsables de ces troubles.

D'autres études suggèrent un rôle possible des pesticides dans certaines maladies ou situations à risque : obésité, diabète et maladies de la thyroïde. Mais, là encore, la complexité de ces maladies ne permet pas d'avoir de certitude quant à leur apparition.

Que font les pouvoirs publics ?

Si les pouvoirs publics ont reconnu que les agriculteurs étaient des populations à risque et leur ont donné la possibilité d'obtenir une indemnisation, il n'y a toujours rien de concret proposé au consommateur, préoccupation principale de la population. Pour ma part, je considère qu'on ne peut affirmer à 100 %, dans l'état actuel de la situation et sans déformer la réalité scientifique, l'existence d'une relation de causalité entre l'usage disproportionné des pesticides et une maladie affectant des populations non directement exposées.

Conclusions « provisoires » et principe de précaution

J'utilise intentionnellement cet adjectif, car nous sommes encore dans une phase d'exploration.

Le principe de précaution appliqué à la lettre conduirait, en principe, à la disparition de la plupart de ces produits. Mais force est d'admettre que ce serait compliqué. Comme ils sont en effet utilisés pour assurer une production agricole convenable, l'arrêt brutal de leur utilisation entraînerait immanquablement une atteinte à la production alimentaire. Or, contrairement à ce que pensent les irréductibles jusqu'au-boutistes, cela est totalement impossible. Car notre pays connaîtrait une diminution des récoltes et, bien entendu, une augmentation considérable des prix – sauf à importer le déficit, avec toute l'absence de garantie que cela suppose. De surcroît, le bétail profitant largement des cultures agricoles, il y aurait non seulement un risque pour la population, mais également pour l'élevage.

Il ne faut pas confondre l'écologie avec le risque ou la peur alimentaires concernant les pesticides ou toute autre substance chimique. Incontestablement, l'usage de ces produits n'est pas bon pour les sols et pour la nature. Cependant, il nous a été bien utile, notamment après la guerre. Donc, aujourd'hui, il convient d'adopter une attitude équilibrée, c'est-à-dire envisager leur suppression progressive à condition de trouver des solutions pour maintenir la production. Expliquer qu'il existe des pesticides « naturels » n'est pas suffisamment convaincant puisque, dans ces derniers, subsistent des traces de substances chimiques dont les effets ne sont pas mieux maîtrisés que les pesticides à leurs débuts. Soulignons que l'objectif unique de l'industrie ayant été, pendant longtemps, de répondre à la demande et d'utiliser des insecticides et des herbicides de plus en plus puissants, celle-ci a réussi à fabriquer des produits qui le sont dix mille fois plus que le simple DDT, interdit en Europe il y a quarante ans. Elle pourrait donc trouver d'autres solutions non nocives avec le même résultat. Mais pas dans l'immédiat.

D'un point de vue économique, il faut savoir qu'il n'y aura « pas d'alternative à certaines substances avant au moins une dizaine d'années », comme l'expliquent Jean-Paul Bordes, directeur de la recherche et du développement d'Arvalis-Institut du végétal, et Jean-Marc Bonmatin, chimiste et toxicologue, chercheur au CNRS et vice-président de la task force internationale sur les pesticides systémiques, dans un article publié par *Marianne* le 22 juillet 2018[1]. Donc qu'il faudra faire accepter « une augmentation du coût de production d'environ 5 à 8 euros, qui représentent la marge des producteurs »...

C'est terrible à écrire, mais les initiatives les plus prometteuses en matière d'alternative à nos pesticides tiennent probablement à la modification génétique de certaines semences – autrement dit remplacer un mal supposé par un mal inconnu – ainsi qu'à des recherches concernant de « nouvelles méthodes agricoles » et de nouveaux modèles de consommation – ce en quoi, personnellement, je crois le plus.

On sait qu'une présence longue à proximité de champs traités par les pesticides est un facteur de risque, que les agriculteurs et les travailleurs de l'industrie agrochimique, les

1. Brice Perrier, « Comment se passer des insecticides », *Marianne*, 22 juillet 2018.

personnes asthmatiques ou allergiques doivent essayer d'éviter au maximum la consommation de produits ayant eu un contact avec ces substances. Forts de ces constatations, à nous de changer nos modes d'alimentation. Et je reconnais qu'aujourd'hui, à part le bio, il n'existe pas grand-chose...

Pour toutes les populations, le lavage, voire l'épluchage, des fruits et légumes est recommandé, car cela permet, malgré la présence probable de résidus à l'intérieur de la chair des produits, d'en enlever la majeure partie (certains parlent de plus de 95 %). Grâce à cette simple habitude, le risque de contamination devient très faible, voire quasi nul.

Enfin, comme on sait que « l'effet dose » est très important, plus la nourriture sera variée, et plus le risque réduit ; adeptes de la monoalimentation, revoyez votre modèle et diversifiez votre assiette. Varier le circuit de ses achats est également une bonne chose : cela permet de renouveler l'origine des aliments et donc, encore une fois, de limiter le risque d'exposition aux pesticides.

Le glyphosate en question

Impossible de parler des pesticides sans évoquer l'épineux sujet du glyphosate, l'herbicide chimique le plus vendu au monde depuis la découverte de sa molécule, dans les années 1950, par un chercheur suisse. Économique et facile à utiliser, il permet l'éradication des mauvaises herbes. C'est un herbicide « total » (il attaque les plantes sans distinction) et « systémique » (il ne détruit pas le végétal par contact, mais par absorption et diffusion *via* la sève, agissant comme un poison). Son action est donc radicale et prolongée, appréciée en particulier des agriculteurs pour « nettoyer » un terrain avant semailles.

Le glyphosate, qu'est-ce que c'est ?

Pendant longtemps, le glyphosate a été présenté comme un produit inoffensif quasi naturel et même écologique, s'évanouissant rapidement après usage. Mais des recherches ont prouvé qu'il était au contraire assez peu biodégradable, au point qu'on en trouve aujourd'hui des traces permanentes dans de nombreux produits alimentaires (pâtes, céréales) et même hygiéniques (couches, tampons).

Depuis les années 2000, plusieurs études remettent aussi en question ses effets sur l'environnement (notamment sur les milieux aquatiques et les eaux souterraines) et leurs dangers sur la santé.

Les rumeurs, qui nous arrivent toutes aux oreilles, laissent désormais entendre que le glyphosate serait une substance particulièrement dangereuse, susceptible de provoquer des cancers. Je me suis donc dit qu'il serait pertinent d'examiner de plus près la réalité de la situation.

Première observation : sur ce sujet, nous entendons s'exprimer principalement les politiques, certaines associations sur l'environnement, beaucoup moins les agriculteurs. Or, le glyphosate est une substance essentiellement utilisée pour désherber la terre sans avoir besoin de la retourner, une substance qui permet donc d'éviter le labourage ainsi que le fauchage, et même, pour certaines cultures, le paillage. J'ai appris également qu'on pouvait s'en servir pour accélérer la maturation et récolter plus tôt. D'où, à cause de ce dernier cas, sa présence dans l'alimentation…

Le produit seul semble assez peu efficace, car il ne se fixe pas suffisamment dans la terre ni dans les feuilles pour pénétrer la sève et tuer les herbes, aussi est-on obligé de lui adjoindre un additif, quel qu'il soit… tout aussi dangereux.

Ajoutons que sa persistance dans les sols est estimée à deux ou trois mois, mais qu'il s'élimine plus rapidement dans l'eau des rivières ou des nappes phréatiques. Enfin, les agriculteurs considèrent qu'il protège la récolte et leur fait gagner un temps très important.

Des avis scientifiques divergents

Si le Centre international de recherche sur le cancer (CIRC), un organe de l'Organisation mondiale de la santé (OMS), a classé dès 2015 le glyphosate parmi les « cancérogènes probables », il précise toutefois qu'il laisse l'appréciation du risque aux agences nationales. Ainsi, en Europe comme en France, l'OMS considère à ce jour que ce produit n'est pas cancérigène par voie alimentaire (le risque, par contre, est extrêmement présent pour les populations exposées). Pour autant les études et les expertises divergent, et le champ de travail est discuté, entre substance active et association à d'autres produits utilisés pour la mise au point de l'herbicide.

Quant aux différents tests pratiqués par certains organismes ou journaux visant à démontrer qu'il en existe des traces dans les urines ou dans les cheveux, permettez-moi de noter qu'ils n'ont pas beaucoup de valeur, tant cela n'est en rien une surprise et ne fait aucun doute, ce produit ayant été largement utilisé et continuant de l'être !

La véritable question, alors que les experts confirment qu'il n'y a pas de danger par voie alimentaire, reste donc de savoir s'il faut appliquer, le concernant, le principe de précaution ou non.

Un risque essentiellement économique

On l'a dit plus haut, sans autre alternative à ce jour, la suppression pure et simple du glyphosate (et de ses proches cousins) entraînerait une diminution du volume des récoltes et une augmentation des prix relativement importante qui toucherait, bien entendu, en priorité les populations défavorisées.

L'équation est donc posée : le risque est supposé mais absolument pas certain, et il n'existe aucun produit pour le remplacer, sous peine de voir une inflation conséquente des prix et une diminution importante des récoltes. On est ici, purement et simplement, dans l'évaluation du principe bénéfice/risque. Le principe de précaution impose de trouver une alternative le plus rapidement possible. Les décisions des pouvoirs publics à ce stade sont donc conformes à l'évaluation rationnelle de la situation, même si cela laisse un goût amer.

La majorité des agriculteurs, pourtant les premiers exposés, repoussent quant à eux en permanence l'idée de la disparition pure et simple du glyphosate, car elle entraînerait immanquablement une baisse de leur production et mettrait en danger leur survie économique.

Et puis il y a les politiques. Certains jouent sur la peur certes pour alerter l'opinion publique, mais sans prendre la peine de détailler la réalité. Ils militent pour la consommation de produits bio, mais celle-ci ne résout rien puisque le glyphosate se diffuse un peu partout et qu'on le retrouve dans l'eau, les aliments, le vin et même de très nombreux produits comme les couches pour enfants, les tampons et les serviettes hygiéniques, ainsi que cela a été démontré récemment. Nous sommes donc tous exposés, mais avec l'absence d'une relation démontrée.

Le sujet du glyphosate est brûlant, car il est aujourd'hui devenu un symbole. Nous l'avons constaté récemment avec l'affaire du sénateur Pierre Médevielle, qui s'est laissé aller à des confidences dans un entretien à *La Dépêche du Midi*. Le 12 mai 2019, il affirmait : « Le glyphosate est moins cancérogène que la charcuterie[1]. » Tollé immédiat, avec rappel à l'ordre de Cédric Villani, premier vice-président de l'Office parlementaire qui conduisait la mission d'enquête. Or le rapport n'avait pas pour mission d'évaluer la dangerosité du produit, mais plutôt de comprendre le fonctionnement des agences chargées d'évaluer cette dangerosité. Pour autant, si l'on

1. Lionel Lagarade, « "Le glyphosate est moins cancérogène que la charcuterie" : le rapport parlementaire choc », *La Dépêche du Midi*, 12 mai 2019.

regarde les différentes contradictions du monde scientifique le concernant, ce pauvre sénateur n'aurait fait que choisir un camp plutôt qu'un autre. Mais comme il est interdit d'aller contre la pensée unique, surtout quand la science ne sait départager le vrai du faux…

En conclusion (provisoire), si l'on s'en tient aux stricts éléments dont nous disposons à ce jour, il n'est pas raisonnable d'aller au-delà de l'opinion de l'Organisation mondiale de la santé. Mais faut-il combattre un symbole quand on a mis tellement de temps à l'installer dans la population ?

6

Les OGM

Un organisme génétiquement modifié (OGM) est un organisme (animal, végétal, bactérie) dont on a transformé le matériel génétique par une technique dite de « génie génétique » afin de lui conférer une caractéristique nouvelle.

Selon la directive 2001/18/CE, c'est plus exactement « un organisme, à l'exception des êtres humains, dont le matériel génétique a été changé d'une manière qui ne s'effectue pas naturellement par multiplication et/ou par recombinaison naturelle ». Cette définition est complétée par une liste de techniques de modification génétique et par une autre de techniques qui ne sont pas considérées comme entraînant une modification génétique.

Une réglementation stricte

À l'origine, les OGM ont été créés pour augmenter la production agricole et simplifier le travail au champ, donnant ainsi naissance à des cultures résistantes aux insectes ou tolérantes aux herbicides. Aujourd'hui, les applications potentielles de la transgenèse dépassent ce domaine pour toucher ceux de l'alimentation humaine et même de la pharmacologie (production d'hormones de croissance pour traiter de nombreux cas de nanisme, micro-organismes génétiquement modifiés pour produire de l'insuline ou des vaccins, etc.).

Interdits à la culture commerciale en France depuis 2008, les organismes génétiquement modifiés font l'objet d'un encadrement réglementaire strict. Quant aux autorisations pour leur importation et leur mise sur le marché, elles sont délivrées au niveau européen.

Une centaine d'OGM et/ou leurs produits dérivés sont autorisés à l'importation et à l'utilisation en alimentation humaine et animale[1].

1. La liste des produits autorisés pour l'importation et l'utilisation en alimentation humaine et animale et les

Ces autorisations concernent le maïs, le soja, le colza, le coton et la betterave sucrière. Toutefois, elles ne permettent pas la mise en culture des OGM correspondants.

Par ailleurs, des autorisations européennes ont été délivrées à l'importation d'OGM pour des usages non alimentaires : des œillets à la couleur changée sont, par exemple, autorisés pour l'importation de fleurs coupées.

Les OGM autorisés à l'importation et à la mise sur le marché dans l'Union européenne sont autorisés en France pour les mêmes usages. Leur commercialisation est soumise aux exigences prévues dans la réglementation européenne, notamment aux règles de traçabilité et d'étiquetage.

Risques potentiels associés à la consommation d'OGM

Dans l'alimentation, l'utilisation des OGM soulève certaines inquiétudes quant aux risques

informations relatives aux autorisations sont accessibles dans le registre de la Commission européenne.

qu'ils peuvent présenter pour la santé : toxicité et allergies liées à la présence du gène inséré, risques liés à la consommation de produits dérivés d'animaux nourris avec ces produits, développement de la résistance aux antibiotiques, diminution de la valeur nutritive de certains aliments, etc. Pour autant, l'Organisation mondiale de la santé considère que « les aliments avec OGM présentent les mêmes risques pour la santé que les aliments classiques[1] ».

La problématique reste l'incertitude qui pèse sur ce type de produits, tant pour le consommateur qu'au niveau de la production agricole future. Nous sommes en plein dans le principe de précaution ; tout en reconnaissant que, s'il y avait une maîtrise de certains de ces OGM, cela permettrait l'élimination d'un grand nombre de produits phytosanitaires en rendant les semences ou les cultures insensibles à la destruction, à la pollution ou à l'infestation.

Un des grands risques, en vérité, est que la volonté d'éradiquer à tout prix les produits

1. Rapport OMS, « Biotechnologie alimentaire moderne, santé et développement : étude à partir d'exemples concrets », 2005.

phytosanitaires devienne une opportunité de promotion d'organismes génétiquement modifiés dont les effets pourraient se faire sentir deux, voire trois générations plus tard.

Voilà pourquoi le problème est global et ne peut se réduire à la volonté, exprimée par certains, d'interdire les OGM sans autre forme de procès ni proposer de solution de remplacement.

7

Bannir les perturbateurs endocriniens, un nouveau défi ?

À la seule lecture de ce titre, je vous imagine en état d'alerte ! Le vocabulaire choisi n'est pas étranger à la peur qu'il évoque auprès du consommateur : n'utilise-t-on pas le terme de « perturbateurs » endocriniens, alors qu'on pourrait parler d'« interférences » ou de « parasites », sans doute moins anxiogènes ?

Il existe de nombreuses définitions pour décrire les perturbateurs endocriniens, mais celle établie par l'Organisation mondiale de la santé en 2002 est la plus généralement acceptée : un perturbateur endocrinien est « une substance exogène ou un mélange qui altère la (les) fonction(s) du système endocrinien et, par voie de conséquence, cause un effet délétère sur la santé d'un individu, sa descendance ou des sous-populations ». Pourtant, focalisé sur les notions de maladie et de cancer, ce n'est pas exactement la perception du grand public… qui aurait bien des raisons de s'inquiéter plus de la présence de tels perturbateurs.

Ils sont partout !

La liste de ces produits est loin d'être exhaustive, mais il en existe quelques stars, comme le bisphénol A ou les parabènes, devenus peu à peu les bêtes noires de certains. Pour une raison relativement simple : le premier concerne les biberons de nos enfants, les seconds sont largement utilisés en cosmétique (ce dont on a parlé exclusivement, alors qu'ils sont également utilisés comme additifs alimentaires), deux sujets particulièrement susceptibles de devenir des marronniers de la presse féminine.

Certains perturbateurs endocriniens se cachent derrière d'autres produits de consommation « courante ». C'est le cas du Distilbène, un médicament largement prescrit contre les fausses couches entre 1955 et 1977 en France et dont on a largement parlé dans les années 1960, à l'origine d'anomalies génitales et de stérilité chez les enfants exposés *in utero*. Le cas du chlordécone, un pesticide utilisé contre les charançons (dans les bananeraies des Antilles, notamment), ou des phtalates, un groupe de produits chimiques que l'on retrouve presque partout (câbles électriques, produits cosmétiques et parapharmaceutiques, détergents, mais aussi rideaux, sièges et vêtements dans lesquels ils sont utilisés pour retarder l'inflammation des revêtements, etc.), méritent qu'on s'y intéresse. Et la liste est loin d'être finie.

Ces substances étant quasiment partout, le problème reste d'évaluer leur impact sur la santé et la réalité de la menace. Ceci chez l'homme, mais également sur l'environnement.

Parler du danger de ces produits implique de ne pas oublier qu'en réalité nous maîtrisons très peu leurs effets, qui peuvent être réels, possibles ou suspects. Ajoutons le fameux « effet cocktail » qui signifie que l'addition des uns aux autres peut présenter ou non un risque supplémentaire.

Des risques accrus pour les bébés et… la faune

Les femmes enceintes sont parmi les plus exposées aux risques d'exposition aux perturbateurs endocriniens. Pendant la grossesse, durant laquelle les hormones, libérées à des moments bien précis, jouent un rôle déterminant, le bon fonctionnement de celles-ci est essentiel à la croissance de l'organisme. Or, parmi les 85 000 agents chimiques commercialisés, au moins 1 000 sont reconnus comme perturbateurs endocriniens ; certains ont été retrouvés jusque dans le placenta, le liquide amniotique et le sang du cordon ombilical…

L'hypothèse de l'origine de certaines maladies liées à eux repose sur l'existence d'une période critique au cours du développement embryonnaire, marquée par la sensibilité à des modifications nutritionnelles ainsi qu'à des facteurs environnementaux changeant l'expression des gènes et l'organisation des différents tissus. Ainsi, le syndrome métabolique, qui comporte obésité, résistance à l'insuline, diabète de type 2 et accidents vasculaires, peut être une conséquence tardive de la malnutrition *in utero*.

On a vu chez certains animaux l'exposition aux phtalates ou au bisphénol pendant la gestation modifier le développement du pancréas et favoriser la survenue, à l'âge adulte, d'une intolérance glucidique.

Une étude a, de son côté, révélé l'impact des perturbateurs endocriniens chimiques sur la faune, en Alaska (États-Unis). L'exposition à ces substances chimiques contribuerait à la survenue de malformations congénitales, de cas d'infécondité et de malformations des bois dans certaines populations de cervidés. La diminution de la population d'espèces de loutres et d'otaries serait due, en partie, à l'exposition à plusieurs mélanges d'insecticides (PCB et DDT) et à différents polluants organiques persistants, ainsi qu'à des métaux tels que le mercure. Parallèlement, on a constaté qu'une interdiction ou restriction de l'utilisation de substances chimiques perturbant le système endocrinien entraînait la reconstitution des populations d'animaux sauvages et une réduction des problèmes de santé.

En résumé, ces produits agissent de plusieurs façons : ils peuvent reproduire l'action d'une hormone et donc obtenir les mêmes effets, voire les amplifier, bloquer l'action d'une hormone, gêner ou modifier la quantité ou la régulation de celle-ci et donc bouleverser son fonctionnement.

Les perturbateurs endocriniens chimiques entrent principalement dans notre environnement par le biais des effluents industriels et urbains, le ruissellement des terres agricoles et l'incinération et le rejet des déchets. L'être humain peut donc y être exposé tant lors de l'ingestion de nourriture qu'au contact cutané de la poussière et de l'eau, ou par inhalation de gaz et de particules présents dans l'air. En d'autres termes, partout et tout le temps…

Incontestablement, une exposition forte durant la grossesse peut entraîner des malformations chez le fœtus. L'exposition à certaines substances, en particulier le bisphénol A, est responsable, selon une enquête épidémiologique sérieuse, de modifications du comportement chez des enfants de 3 à 5 ans ; la même observation a été relevée à New York. Notons que les produits de remplacement du fameux bisphénol n'ont pas réglé le problème et semblent présenter les mêmes effets nocifs.

Toujours chez l'enfant, l'absence de descente d'un ou deux testicules a été mise en relation avec une consommation de prise d'antalgiques pendant la grossesse (Doliprane, aspirine, certains anti-inflammatoires) et à une diminution de la production de testostérone chez l'adulte. Cependant, l'article décrivant ces faits a été modéré en rappelant qu'il s'agissait là d'un usage chronique et important (oubliez les arguments de la fréquence, de la dose et de la durée d'exposition, et vous tenez quelques papiers sensationnels !).

Un cancer dans notre assiette ?

Sur un tel sujet, impossible de passer à côté du cancer. Plusieurs perturbateurs endocriniens sont, à ce jour, suspectés dans l'apparition de cancers hormonaux-dépendants (sein, utérus, prostate, testicules). Certes, les données actuellement disponibles ne permettent pas de confirmer ce lien. Et il est très difficile de mesurer avec fiabilité la nature et les quantités de composés chimiques environnementaux ayant pu entraîner la survenue des cancers évoqués, mais quand même ! Se pose également le problème des mélanges de molécules : ont-elles un effet d'antagonisme, d'addition, ou de potentialisation du système hormonal ?

La presse, comme l'ensemble du public et même certains médecins, semble polarisée sur les pesticides, plus simples à repérer et à attaquer que les perturbateurs endocriniens. Pourtant, l'impact de ces derniers est probablement beaucoup plus important, notamment en raison de leur présence permanente dans notre environnement et même notre alimentation, nos automobiles, nos produits détergents, nos cosmétiques…

Quant aux mesures présentées comme « préventives », elles n'ont aucun intérêt, car non seulement elles ne ciblent pas un effet particulier, une maladie spécifique ou un produit distinctif, mais elles se révèlent totalement incompatibles avec la vie moderne, à moins de vivre isolé de tout, de boire et de se laver uniquement à l'eau de pluie et de ne fréquenter aucun autre être humain…

Encore une fois, comme pour les pesticides, les vraies populations à risque sont les enfants et les femmes enceintes, et les populations les plus exposées celles qui travaillent dans l'industrie d'une façon générale, donc souvent les classes sociales moins favorisées. La durée d'exposition à ces produits ainsi que la quantité sont les seuls facteurs à considérer, puisqu'il existe pour chacun de ces produits chimiques une dose que l'organisme supporte bien.

Comme pour les pesticides, la variation de l'utilisation de chacun de nos produits d'usage courant sera donc vraisemblablement une bonne habitude à prendre. La limitation des emballages plastique et une utilisation non excessive des produits cosmétiques seront aussi les seules choses que nous puissions faire avec un peu d'efficacité pour limiter l'impact de ces perturbateurs endocriniens… aux noms on ne peut plus explicites, en somme !

8

La longue liste des additifs alimentaires

Quand on découvre l'abondance des informations qui figurent sur les étiquettes des produits alimentaires, on se dit que bien des signes quasi cabalistiques méritent d'être décodés. D'autant que certains d'entre eux, aux codes et aux noms mystérieux, font l'objet de nombreuses rumeurs… Les fameux additifs alimentaires, qui, selon les années et à tour de rôle, se voient les uns après les autres qualifiés de « cancérigènes » ou « toxiques » pour la santé, méritent qu'on se penche sur leur cas. Comme les rumeurs ne manquent pas – la plus cocasse concerne le E300, à qui certains ont donné une réputation de produit dangereux, alors qu'il s'agit d'acide ascorbique, donc de vitamine C ! –, comprendre de quoi il retourne s'impose.

Législation, autorisations, décrets : comment s'y retrouver ?

Les additifs sont des substances ajoutées intentionnellement aux denrées alimentaires pour remplir certaines fonctions « technologiques », comme colorer, sucrer ou conserver.

Autorisés par l'Union européenne pour ses États membres ainsi que pour l'Islande, le Liechtenstein et la Norvège, ils sont définis dans la législation communautaire en ces termes :

> Toute substance habituellement non consommée comme aliment en soi, et habituellement non utilisée comme ingrédient caractéristique dans l'alimentation, possédant ou non une valeur nutritive, et dont l'adjonction intentionnelle aux denrées alimentaires, dans un but technologique, a pour effet qu'elle devient elle-même, ou que ses dérivés deviennent, directement ou indirectement, un composant de ces denrées alimentaires.

Cette législation est fondée sur le principe que seuls les additifs explicitement autorisés peuvent être utilisés, et ce, dans des quantités limitées pour certaines denrées. Si aucune limite quantitative n'est prévue dans l'emploi d'un additif alimentaire, on doit toutefois y avoir recours selon la bonne pratique de fabrication, c'est-à-dire autant que nécessaire – mais pas plus – pour obtenir l'effet « technologique » désiré. Ces additifs ne peuvent en outre être acceptés que s'il y a une nécessité à les utiliser, s'ils n'induisent pas le consommateur en erreur (vraiment ?) et ne présentent aucun risque pour sa santé.

Avant autorisation, la sécurité de ces additifs est évaluée par le Comité scientifique de l'alimentation humaine (CSAH), un groupe d'experts qui conseille la Commission européenne sur les questions relatives aux produits alimentaires. Les doses maximales sont toujours mentionnées et l'étiquette des produits doit préciser la nature de l'additif ainsi que son numéro d'identification européen ou son nom en clair.

En France, un décret du 10 août 1994 a créé vingt-deux catégories d'additifs. Parmi ceux-ci, citons les colorants, les conservateurs, les antioxydants, les émulsifiants, les épaississants et gélifiants, les révélateurs de goût et les édulcorants.

Les conservateurs, sels de nitrite et de nitrate

Comme leur nom l'indique, les conservateurs servent à conserver les aliments et surtout à empêcher qu'ils ne soient envahis de bactéries, de champignons ou de levure. Les sels de nitrite et de nitrate sont couramment utilisés pour préserver la viande et d'autres produits périssables, mais contribuent également à limiter la prolifération de micro-organismes nuisibles, en particulier *Clostridium botulinum*, la bactérie responsable du botulisme, qui peut se révéler mortelle.

Les nitrites et les nitrates sont également ajoutés à la viande pour préserver sa couleur rouge et lui conférer de la saveur, tandis que les nitrates seuls sont utilisés afin d'empêcher certains fromages de gonfler pendant la fermentation. Le nitrate est aussi naturellement présent dans certains légumes, les concentrations les plus élevées s'observant dans ceux à feuilles comme les épinards ou la laitue. Il pénètre également la chaîne alimentaire en tant que contaminant environnemental dans l'eau, en raison de son utilisation dans les pratiques agricoles intensives, dans la production animale et la décharge des eaux usées.

Chez l'homme, nitrite et nitrate ingérés par l'intermédiaire des aliments sont rapidement absorbés par le corps et, pour la plus grande partie, excrétés comme nitrate. Le nitrate qui demeure dans l'organisme est partiellement recyclé par les glandes salivaires, et une partie de celui-ci convertie par les bactéries de la bouche en nitrite.

Pour autant, ce nitrite peut réduire la capacité des globules rouges à se lier et à transporter l'oxygène. Ainsi que contribuer à la formation d'un groupe de composés connus sous le nom de « nitrosamines », dont certains sont cancérigènes. Toutefois, si les nitrosamines qui se forment dans l'organisme à partir des nitrites ajoutés dans des produits à base de viande aux niveaux autorisés sont peu préoccupantes pour la santé humaine, à l'inverse, la présence non intentionnelle, dans des produits à base de viande, de nitrites provenant d'autres sources – telles qu'une contamination environnementale – donnerait lieu, selon certaines études, à des problèmes de santé potentiels – mais sans certitude à ce jour.

On voit donc, en tout cas d'un point de vue alimentaire, qu'il s'agit d'un problème plutôt relatif et que, malgré les rumeurs dues à quelques articles sensationnels, en dehors d'une consommation excessive, voire quasi délirante, il n'y a pas d'inquiétude à avoir concernant les conservateurs, au premier rang desquels les nitrites.

En revanche, environnementalement parlant, leur présence pose un problème et nous dirons que la seule précaution à prendre serait, à la limite, la surveillance des emballages et leur usage dans l'industrie. Comme les doses calculées par les agences d'expertise servent de référence à toutes les industries, cela souligne la nécessité d'un contrôle permanent pour éviter les « erreurs ».

Des colorants aux édulcorants

Les colorants permettent de modifier ou de colorer les produits. Ils servent à améliorer l'aspect et à nous donner envie de les consommer. Et facilitent la « reconnaissance » d'un produit par le consommateur, jouant avec ses références et son imaginaire, puisant dans le répertoire traditionnel que chacun possède depuis l'enfance.

Les antioxydants, également appelés « antioxygènes », évitent les phénomènes d'oxydation ou, en tout cas, permettent de les ralentir. Ils sont particulièrement utiles pour éviter les changements de couleur des fruits et des légumes transformés ou le rancissement des matières grasses.

Les émulsifiants, eux, rendent homogènes deux substances qui ne se mélangent pas, comme l'huile et l'eau. Indispensables dans la préparation des sauces, ils permettent parfois de limiter les apports en graisse dans certains plats. Quant aux épaississants et aux gélifiants, ils donnent une texture au produit et évitent leur présentation sous forme liquide.

Les révélateurs de goût permettent, de leur côté, d'augmenter l'intensité des sensations éprouvées lorsque nous consommons un plat.

Quant aux édulcorants, ils servent à donner un goût sucré aux aliments, voire, pour certains, à remplacer le sucre dans la fabrication des produits dits « light ».

Les additifs autorisés scrutés à la loupe

La législation est relativement stricte avec ces substances, et leur toxicité étudiée régulièrement. Ce qui prouve que leur adjonction dans les plats n'est pas considérée comme présentant de problème. Pourtant, depuis deux ans, certaines rumeurs sur la toxicité cérébrale de l'aspartame – il favoriserait les tumeurs – ont fait la une des journaux. Une étude italienne, surtout, l'aurait rendu responsable, chez le rat, d'apparitions de lymphoblastes et de leucémies pour des doses proches de celles de la consommation humaine. L'Agence française de sécurité sanitaire des aliments (AFSSA) et l'Autorité européenne de sécurité des aliments (AESA) ont réagi et démenti cette toxicité cérébrale. Quant à la crainte de leucémies nées de cette consommation d'additif, elle semble peu crédible, quatre autres études chez le rat n'ayant pas montré de tels effets. Pour le moment, la consommation d'aspartame aux doses définies par la réglementation reste donc considérée sûre pour les êtres humains par les autorités sanitaires. En France comme dans les pays européens.

En pratique, la Commission européenne a établi une liste positive d'additifs autorisés auxquels la lettre E est attribuée en indiquant les aliments dans lesquels ils peuvent être ajoutés et les doses maximales à utiliser. Seuls ceux présents sur cette liste peuvent être ajoutés aux denrées alimentaires. Leur évaluation et leur autorisation sont encadrées et harmonisées au niveau européen au sein de l'Europe par les règlements CE/1331/2008 et CE/1333/2008.

Toute information scientifique et technologique nouvelle relative aux additifs autorisés se voit examinée avec une attention particulière, et leurs conditions d'emploi reconsidérées, si nécessaire.

Une réévaluation européenne systématique de l'ensemble des additifs autorisés a, par ailleurs, été entreprise par l'AESA. Elle a débuté avec les colorants, conformément à la demande faite par la Commission européenne, et se poursuivra avec les autres. Le programme détaillé a été publié récemment. Il est prévu, dans celui-ci, que la réévaluation des additifs alimentaires soit finalisée en 2020 avec les édulcorants.

La question de l'effet cocktail

La plus grande faute a probablement été de présenter les additifs alimentaires à travers une lettre et un chiffre. Ce code abscons a créé un sentiment d'inquiétude pour le consommateur *lambda*. L'illisibilité laisse toujours envisager le pire au lieu de clarifier : voilà pourquoi le vocabulaire alimentaire est capital.

Mais, au fond, le vrai problème ne tient pas à la nature de chaque additif, car le contrôle est strict, mais plutôt à leur multiplication. Voir apparaître sur le marché, ces dernières années, des produits comprenant une multitude d'additifs, a de quoi inquiéter. Sans être mathématicien, on comprend que cela rende bien plus complexe l'appréciation du risque. En effet, si chacune des molécules peut être inoffensive en elle-même, le complexe de deux, voire trois ou quatre de ces molécules est un facteur difficile à maîtriser : c'est ce que l'on appelle « l'effet cocktail ».

La réactivité des pouvoirs publics sur ce point a été extrêmement rapide, tant il est plus facile d'analyser une substance chimique produite industriellement que celles qui sont naturelles.

Ce qui donne ainsi lieu, de temps en temps, à une vraie alerte (ce fut le cas pour plusieurs colorants en relation avec une hyperactivité des enfants) et, en général, à une correction rapide.

Les édulcorants, pires que le sucre ?

Les édulcorants intenses non nutritifs, classés dans la catégorie des additifs, font l'objet de tous les fantasmes, bien qu'à ce jour aucun d'entre eux, dans le cadre d'une consommation normale, n'ait posé de problème de santé. En outre, les études sur des animaux d'expérimentation d'un médecin italien censées démontrer une toxicité, plutôt fantaisistes, n'ont jamais été confortées. Quant à leur limitation chez la femme enceinte, elle relève plus du principe de précaution que d'une réalité. Tout juste, ces derniers temps, a été évoquée la possibilité, pour les gros consommateurs, de « faux sucres », d'une appétence accrue aux produits gras. Un effet surprenant, mais compréhensible : le cerveau, satisfait par le goût sucré, n'aurait probablement pas reçu son contentement en termes de calories absorbées et se tournerait vers d'autres produits, en particulier les gras. Cette hypothèse semble se vérifier, mais il ne s'agit en rien d'un problème de toxicité.

Plus drôle est la proposition du stévia comme alternative, un stévia présenté comme un produit naturel, alors qu'il s'agit en fait de l'extraction, à partir d'une plante, d'une substance chimique appelée « rébaudioside A »... Cela rappelle la problématique des pesticides, qui, lorsqu'on les veut naturels, sont d'autres substances chimiques à évaluer !

Autrefois vendus exclusivement en pharmacies, les édulcorants sont disponibles dans tous nos supermarchés depuis une autorisation accordée dans les années 1980 aux grandes surfaces et l'autorisation donnée de les inclure en tant qu'additif alimentaire dans les boissons, laitages, confiseries... qui ouvrit l'immense marché des produits allégés !

Initialement destinés aux personnes diabétiques, les édulcorants sont désormais utilisés pour réduire la consommation de sucre dans les démarches de perte de poids. Ils permettent d'améliorer le goût d'un aliment (ou d'un médicament) en lui donnant une saveur sucrée.

Le pouvoir sucrant (PS) d'un édulcorant se définit par rapport à une solution connue de saccharose (le sucre de table) qui, en l'occurrence, est là égal à 1. Il est variable pour d'autres sucres (fructose, 1,2 ; glucose, 0,7 ; maltose, 0,3 ; lactose, 0,3), et pour les édulcorants se montre parfois 3 000 fois supérieur au sucre.

Deux familles d'édulcorants

Il existe un large éventail de produits d'origine naturelle issus le plus souvent de plantes : fruits (sorbitol), légumes (mannitol), prunes, framboises, choux-fleurs (xylitol), « herbe douce » du Paraguay (stévioside), réglisse (glycyrrhizine). Mais aussi de produits issus d'une synthèse chimique : saccharine, cyclamate, acésulfame K et aspartame.

On peut classer les édulcorants selon deux grandes familles :

– les nutritifs, aussi appelés « édulcorants de masse », dont le pouvoir sucrant est proche du saccharose. Il s'agit des polyols ou sucres-alcool ;

– les non-nutritifs ou édulcorants dont le pouvoir sucrant est de 30 à 3 000 fois supérieur à celui du saccharose.

Les polyols constituent une catégorie bien définie et sont référencés comme additifs au sein de l'Union européenne sous le code E4xx (quand la fonction première était agent de texture) et E9xx (édulcorants). Ceux qui sont autorisés au sein de l'Union européenne ont pour principales caractéristiques d'être hypocaloriques, puisqu'ils apportent environ 2 kcal/g contre 4 kcal/g de sucre, et acariogènes (ils ne favorisent pas les caries). On les retrouve couramment dans les listes d'ingrédients des bonbons et chewing-gums sans sucre, sous les termes « sorbitol », « mannitol », « isomalt », « maltitol », « lactitol », « xylitol » ou « érythritol » (l'un des plus récemment autorisés ; peu dégradé dans l'intestin, il apporte moins de 0,2 calorie par gramme).

Il n'y a pas vraiment de restriction sur les quantités à utiliser. La dose maximale repose sur le principe du « *quantum satis* », c'est-à-dire la quantité strictement nécessaire pour obtenir l'effet recherché. Les édulcorants intenses ont un pouvoir sucrant très élevé et une valeur énergétique pratiquement nulle, ce qui permet d'obtenir un goût sucré sans apport calorique, ou sinon négligeable.

Leur incorporation dans une préparation alimentaire représente une charge pondérale infime, ce qui implique l'utilisation souvent couplée d'un autre additif afin de réellement remplacer le sucre en goût et texture. Le goût des édulcorants reste néanmoins peu proche de celui du sucre (la saccharine a un arrière-goût amer, l'aspartame un goût sucré retardé, la stévia un goût de réglisse, etc.).

Pouvoirs et inconvénients des édulcorants

Comme pour tous les additifs, aucun édulcorant n'est utilisé sans autorisation préalable après étude de toxicité permettant d'établir sa dose journalière admissible[1] (DJA), laquelle se définit comme « la dose quotidienne d'une substance qui peut être ingérée sans risque la vie durant ». La DJA des différents édulcorants est de 5 mg pour la saccharine, 7 mg pour le cyclamate,

1. Exprimée en mg/kg de poids corporel.

9 mg pour l'acésulfame K, 15 mg pour le sucralose, et 40 mg pour l'aspartame.

La saccharine (PS 300 à 500), utilisée depuis plus d'un siècle, a conquis les boissons et les denrées alimentaires, en particulier comme substituant au sucre, à partir des deux guerres mondiales (rationnement en sucre naturel), ses atouts – elle est stable à la chaleur ainsi qu'aux variations de pH et non métabolisée par l'organisme – lui ouvrant bien des recettes.

Le cyclamate (PS 30 à 50), l'un des édulcorants les moins chers, est essentiellement utilisé en synergie avec d'autres édulcorants comme la saccharine. Son goût sucré est franc.

L'acésulfame K (PS 200) est un édulcorant non calorique qui reste stable à la chaleur jusqu'à 200 °C.

L'aspartame (PS 200) est présent dans près de 5 000 produits à travers le monde, souvent en combinaison avec d'autres édulcorants intenses comme l'acésulfame K. Il présente l'inconvénient de se décomposer rapidement à cause de sa relative instabilité en solution et à la chaleur. Ce qui a pour conséquence une diminution assez rapide du pouvoir sucrant et l'apparition de la phénylalanine (l'un des produits de décomposition), qui peut provoquer des troubles du métabolisme. Il est interdit en cas de phénylcétonurie.

Le sucralose (PS 400 à 600) est autorisé au sein de l'Union européenne depuis 2004 seulement. Il possède un pouvoir sucrant supérieur à l'aspartame et résiste à la chaleur, ce qui permet des utilisations plus variées.

La stévia (PS 300) est utilisée au Japon et dans d'autres pays depuis des siècles, mais autorisée en France seulement depuis 2010. Les glycosides de stéviol (molécule sucrant des feuilles de stévia) sont utilisés en additifs alimentaires.

Le tagatose, enfin, issu du lactose (mais qui n'en contient plus de traces) et qui ressemble beaucoup aux cristaux de sucre, a été autorisé par l'Autorité européenne de sécurité des aliments et pourrait arriver sur le marché. Les études sur la santé lui sont, pour le moment, très favorables.

Pourquoi le « faux sucre » inquiète-t-il ?

Ces dernières années, les édulcorants – et principalement l'aspartame – ont été largement montrés du doigt. Mais qu'en est-il vraiment ?

C'est d'abord pour leur impact sur la glycémie qu'ils inquiètent. En effet, les édulcorants sont utilisés comme des leurres : lorsqu'on consomme un édulcorant, le cerveau s'attend à recevoir du sucre et donc de l'énergie. Or, cette énergie ne vient pas. Susan Swithers, professeure spécialisée en neurosciences comportementales à l'université de Purdue, a démontré qu'après un certain temps le cerveau s'habitue même à eux, au point d'éprouver de la difficulté à différencier le sucre de l'édulcorant… Sans compter que, en dépit de leur apport calorique nul, ils peuvent entraîner une réponse de l'insuline, quoique faible, en raison de leur saveur sucrée.

Récemment, une étude (controversée) qui portait sur le microbiote intestinal de souris et d'un groupe de sept personnes a elle aussi attiré l'attention de la communauté scientifique. Et pour cause, elle avançait que certains édulcorants mèneraient à l'intolérance au glucose, signe avant-coureur du diabète. Et comme ces substituts entretiennent l'envie de sucre, les consommateurs réguliers de produits contenant des édulcorants intenses auraient tendance à choisir des produits plus sucrés, voire plus gras.

Les craintes envers les édulcorants sont par ailleurs associées au cancer. Pourtant, rien de tel n'a été prouvé. Il est vrai qu'à fortes doses la consommation de certains édulcorants chez le rongeur augmente l'incidence du cancer, mais les doses administrées en laboratoire sont loin des niveaux observés chez l'humain. On peut quand même craindre l'effet cocktail, qui est encore peu ou mal évalué.

C'est l'aspartame qui est souvent le plus vilipendé (alors que sa DJA est la plus élevée, 40 mg/kg) : des troubles de la régulation de glucose et de la flore intestinale ainsi qu'un risque de cancer de la vessie chez le rat ont été mis en évidence en cas d'excès de consommation. De plus, on ne connaît pas les conséquences du mélange de plusieurs édulcorants, alors que l'aspartame et l'acésulfame K sont fréquemment employés simultanément. Enfin, à des températures élevées, l'aspartame se transforme plus rapidement en méthanol, dont on connaît les effets neurotoxiques. Il existe également une polémique sur la prématurité des naissances en cas de consommation importante en cours de grossesse.

Pour les autres types d'édulcorants, les risques varient : il semble exister une corrélation entre la consommation de saccharine et l'augmentation de certains cancers (en particulier celui de la vessie). Le cyclamate est ainsi interdit aux États-Unis en raison d'effets cancérigènes potentiels. Le sucralose contient trois atomes de chlore dans sa formule chimique, ce qui impose la vigilance. Une consommation excessive de polyols (considérés comme sûrs à faible dose parce qu'ils n'ont pas d'impact sur la glycémie) peut entraîner de son côté des troubles digestifs, comme des gaz, des ballonnements, voire une diarrhée. Enfin, le xylitol en excès pourrait favoriser les calculs rénaux (à prendre en compte pour les personnes qui y sont sujettes). Aujourd'hui, même la stévia soulève des craintes, alors qu'il s'agit d'un édulcorant naturel à base de plante (qui remplace peu à peu l'aspartame dans l'alimentation industrielle). On le voit, prudence et vigilance s'imposent.

Vigilance quant à la surconsommation

Si les études sont alarmantes sur bien des produits, il ne faut pas oublier que les DJA établies sont telles que l'on est susceptible de les atteindre en cas de consommation réellement excessive. Rappelons aussi que les édulcorants sont des substances de confort qui n'ont pas de place à tenir dans l'équilibre alimentaire.

Ils peuvent être utilisés afin de limiter l'apport calorique lié au sucre ou pour les personnes diabétiques, à condition de ne jamais tomber dans la surconsommation.

Même si l'apport calorique est négligeable, le but n'est pas d'atteindre une saveur excessivement sucrée, mais plutôt de se déshabituer progressivement de l'excès de sucre : une sucrette dans le café, c'est possible, mais, si l'on tend à en ajouter deux ou trois, on est clairement dans un excès de contrôle.

De même, la consommation d'édulcorants sous forme de boissons « light » ou « zéro » est à modérer. Ces boissons ne doivent jamais remplacer l'eau et garder leur place de « plaisir ». On les évite chez les enfants, pour lesquels une vraie boisson sucrée en cas de plaisir occasionnel est préférable.

Mais plus que ces ajouts conscients d'une molécule seule, il faut être principalement vigilant sur la surconsommation de produits allégés, qui associent souvent plusieurs édulcorants et autres additifs, alors que les conséquences de ces substances en cocktail sont mal identifiées.

Mes recommandations en matière d'additifs alimentaires

Je vous propose deux recommandations plutôt simples à respecter :

– limiter l'usage des produits transformés qui contiennent plus de trois additifs et éviter totalement les produits qui en contiennent plus de cinq ;

– limiter sa consommation d'édulcorant à six petites pastilles au maximum par jour et deux boissons sucrées dites « light » quotidiennes. En cas de consommation de produits édulcorés, comme les produits laitiers, ne pas prendre le même jour des sodas.

En suivant ces conseils, vous êtes sûr d'être très loin des quantités d'édulcorant qui pourraient entraîner une surconsommation de produits gras.

Notons d'ailleurs que l'industrie du sucre – qui s'est très vite inquiétée de l'apparition de ces substances – a contribué largement, pendant des décennies, à payer des études pour nous en détourner (ce qui a stigmatisé définitivement les cyclamates et la saccharine), jusqu'à ce que ce soient les pouvoirs publics qui définissent finalement, selon leurs propres travaux, une dose limite – sans aller jusqu'à l'interdiction, comme le souhaitaient les lobbyistes.

9

Les nanoparticules, risque ou bénéfice pour la santé ?

Les nanotechnologies et nano-objets regroupent les techniques et outils du monde de l'infiniment petit : le millionième de millimètre. Travailler à une telle échelle offre des perspectives immenses dans de nombreux domaines comme l'informatique, la cosmétique ou l'énergie. Dans le domaine de la santé, les « nano » devraient conduire à d'importants progrès des méthodes diagnostiques et des approches thérapeutiques. Un champ d'innovation dont, probablement, on perçoit à peine le potentiel… pas plus que les risques éventuels.

Un monde infinitésimal

Un nanomètre (10^{-9} m, ou nm), du préfixe « nano- », qui signifie « nain » en grec, correspond à un milliardième de mètre, soit environ la distance entre deux atomes. À titre d'exemple, une molécule d'eau mesure 0,1 nm, le diamètre de l'ADN est de 2 nm et celui d'un virus varie, selon les espèces, entre 30 et 200 nm.

Même si l'existence des nanotechnologies est encore récente, ce monde infinitésimal – peu de personnes en ont conscience – fait déjà partie de notre quotidien. Ainsi, certains cosmétiques, notamment des crèmes solaires, contiennent des nanoparticules de dioxyde de titane (TiO_2), particules ultrafines qui leur confèrent une texture plus « fluide » et agréable. Les nanomatériaux – qui par définition sont des matériaux contenant au moins 50 % de nanoparticules – sont largement utilisés dans les domaines de l'électronique, du textile ou de la construction, à l'image des nanotubes de carbone. Un arrangement qui offre aux nanotubes des propriétés étonnantes : ils seraient cent fois plus résistants et six fois plus légers que l'acier, et soixante-dix fois plus conducteurs que le silicium.

La santé et la médecine n'échappent pas à cette dynamique : la biologie humaine, régie par des phénomènes moléculaires, est l'un des domaines d'application les plus prometteurs des nanotechnologies. Celles-ci permettent en effet de structurer des assemblages moléculaires destinés à interagir, traiter ou reconstituer un tissu ou un organe humain. Ces outils permettent, en outre, de miniaturiser des dispositifs qui seront des aides sans précédent pour le diagnostic in ou *ex vivo.*

Les multiples pouvoirs des nanoparticules

Les nombreuses études toxicologiques menées sur les nanomatériaux montrent que certains nano-objets ont des effets toxiques plus importants que les mêmes objets à l'échelle micro ou macroscopique. Et ce, en raison notamment de leur taille, de leur réactivité de surface ou encore de leur biopersistance[1]. Les nanoparticules déposées, inhalées ou ingérées peuvent

1. INRS, 2012 ; Gaffet, 2011.

ainsi franchir certaines barrières biologiques (nasale, bronchique, alvéolaire ou cutanée) et migrer vers différents sites de l'organisme par l'intermédiaire du sang et de la lymphe. Pondérons toutefois ce risque, en remarquant que les études pratiquées sont essentiellement réalisées *in vitro* ou *in vivo* sur l'animal, donc qu'il reste difficile d'extrapoler les résultats à l'homme.

On en trouve particulièrement dans les cosmétiques et les produits d'hygiène, notamment les crèmes solaires. Nano, dioxyde de titane et de zinc sont ainsi souvent utilisés dans les écrans solaires, car ils réfléchissent le rayonnement ultraviolet (UV) sans laisser de film blanc sur la peau.

Tout cela est bien loin de la nourriture ? Hélas, non. Car on les découvre également dans plusieurs types d'aliments comme « agents de texture » ou chargés d'apporter de l'onctuosité à certains produits (plats surgelés, glaces, sauces, assaisonnements, etc.). Encore récemment, du nano-dioxyde de titane apparaissait dans les bonbons et les chewing-gums, comme colorant ou conservateur ; cela ne sera plus le cas, le dioxyde de titane, considéré comme potentiellement cancérigène, devant être prochainement banni de la composition de ces produits.

D'ailleurs, des nanoparticules peuvent aussi être présentes dans des matériaux qui sont, eux, au contact des aliments. Comme les emballages plastique dont ils accroissent la solidité et la rigidité. On trouve encore du nanoargent, comme antimicrobien, sur les parois internes de certains réfrigérateurs, planches à découper, récipients hermétiques, barquettes alimentaires et films transparents...

Depuis décembre 2014, le règlement européen prévoit la mention obligatoire sur l'étiquette de la présence de nano-ingrédients dans les aliments, l'ingrédient en question devant être, comme pour les cosmétiques, suivi du mot « nano » entre crochets. On pourrait s'en réjouir, sauf que les instances européennes n'ont toujours pas fixé le pourcentage de nanoparticules à partir duquel cette obligation s'appliquera !

Comment les repérer ?

Enfin, précisons que l'on retrouve le nanoargent, antibactérien – donc anti-mauvaises odeurs –, dans de nombreux textiles. Il est parfois intégré à des chaussettes, des vêtements de sport, des sous-vêtements, des T-shirts. D'autres additifs issus des nanotechnologies sont quant à eux employés dans ce domaine pour leurs propriétés antitaches, imperméabilisantes, thermorégulantes, etc.

Dans ce domaine, pas d'obligation d'étiquetage systématique, mais certaines allégations peuvent vous mettre la puce à l'oreille : antibactérien, anti-odeurs, waterproof, déperlant, ignifugé, antitache, etc., ces mentions peuvent parfois signaler qu'un nanorevêtement a été appliqué sur le vêtement.

On le voit, de nombreux secteurs de consommation sont concernés par la présence des nanoparticules.

Ainsi, pour ses propriétés antibactériennes, le nanoargent a de nombreuses applications : sparadraps, sèche-cheveux, peluches, souris et claviers d'ordinateur, désinfectants de l'eau…

Les nanotubes de carbone, quant à eux, ont des propriétés aussi multiples que leurs domaines d'application : raquettes de tennis, écrans souples, pare-chocs, phares, pneus, revêtements, batteries…

Enfin, le nano-dioxyde de titane entre dans la fabrication de ciments et de vitres auto-nettoyants et, comme le noir de carbone, il est utilisé comme pigment dans les encres, peintures et enduits.

Et ce ne sont là que quelques exemples ! Au travers de cette énumération, on peut aisément se rendre compte que le « risque » se trouve partout. En tant que consommateur, il suffira désormais de vérifier sur l'étiquette s'il existe le mot « nano » ou non, et se révéler parcimonieux sur l'usage des crèmes solaires ou des cosmétiques qui indiqueraient cette précision.

Quant à l'alimentation, restons vigilants : on les voit gagner du terrain et, un jour ou l'autre, à coup sûr ils en auront pris beaucoup. Demeurons vigilants avant qu'il ne soit trop tard.

10

Les PCB et dioxines : le bio, contaminé lui aussi ?

Les polychlorobiphényles (PCB) et les dioxines sont des produits chimiques particulièrement toxiques pour l'homme et l'environnement, substances qui s'accumulent dans les organismes vivants et ne sont, ensuite, plus éliminées. Avec le temps, ces polluants organiques persistants (POP) entraîneraient des effets nocifs sur la santé humaine, notamment sur la reproduction (risques de perturbation endocrinienne). Ils provoqueraient aussi, vraisemblablement, des cancers.

PCB et pollution de l'environnement

Les polychlorobiphényles sont des hydrocarbures dérivés du biphényle, divisés en deux grandes catégories : les PCB de type dioxine, dont certains sont considérés comme toxiques pour la santé humaine, et les autres PCB. Les dioxines se forment sous l'action du feu, par exemple lors de l'incinération de déchets ou de feux de forêt, ainsi qu'au cours de certains processus industriels, en tant qu'impuretés indésirables.

Produits aux États-Unis dès 1929 par Monsanto, puis par Bayer en Allemagne, les PCB se sont développés dans différents pays, dont l'Hexagone, après la Seconde Guerre mondiale. Avant leur interdiction en 1987 en France, ils étaient utilisés comme lubrifiants dans des turbines ou des pompes, dans la fabrication de transformateurs électriques (sous forme de pyralène), de condensateurs, mais aussi dans des adhésifs, des peintures, des huiles… Aujourd'hui, il n'y a plus de production de PCB en Europe.

Du fait de leur stabilité et de leur faible capacité à se dégrader, les PCB sont classés parmi les polluants organiques persistants, ou POP. Avec le temps et des rejets accidentels, ils se sont accumulés dans l'environnement, en particulier dans les sédiments marins ou d'eau douce. Des fuites de condensateurs ou de transformateurs, des rejets industriels dans des rivières contribuent à libérer ces PCB dans la nature. Même trente ans après leur interdiction, ils sont toujours présents dans l'eau, l'air et dans les sols ; une présence dans l'environnement uniquement d'origine humaine.

Les PCB étaient largement utilisés dans de nombreuses applications industrielles et produits massivement pendant plusieurs décennies, jusqu'à ce qu'ils aient été interdits dans la plupart des pays au cours des années 1980. Leur présence dans l'environnement en Europe a diminué depuis les années 1970, à la suite d'efforts concertés des autorités publiques et de l'industrie, mais le péril – si un peu amoindri – demeure.

Des substances chimiques très toxiques

Si la présence des dioxines et des PCB a baissé durant la dernière décennie (bonne nouvelle !), ces derniers, reconnus toxiques pour l'homme – le Centre international de recherche sur le cancer (CIRC) en a classé certains comme cancérogènes pour l'homme, dans le groupe 1 –, se trouvent nombreux dans son alimentation quotidienne, notamment dans les produits d'origine animale : poisson, lait, œufs, viande...

En 2012, l'Autorité européenne de sécurité des aliments (AESA) a publié un rapport sur les taux de dioxines et de PCB contenus dans les denrées alimentaires. Globalement, le poisson, la viande et les produits laitiers sont les plus atteints et contiennent des substances. Cependant, leur importance relative pour un risque éventuel dépend de l'âge des consommateurs et des pays de résidence.

Les facteurs principaux d'exposition totale sont le lait et les produits laitiers pour presque tous les groupes de nourrissons et d'enfants en bas âge, le poisson et les produits de la mer pour la majorité des autres groupes de population.

D'après ce rapport, la « chair d'anguille » et les « foies de poisson et produits dérivés » contiennent les taux moyens de contamination les plus élevés, à la fois pour les dioxines et pour les PCB. La viande de mouton recèle en moyenne moins de dioxines et de PCB que la viande de bœuf. De façon curieuse, les œufs de poules élevées en batterie présentent moins de dioxines et de PCB que ceux issus d'élevages de poules en liberté, biologiques ou en plein air. Le saumon et la truite d'élevage affichent, en moyenne, des taux de dioxines et de PCB plus faibles que le saumon et la truite pêchés dans la nature. Le hareng, le saumon et la truite de la région de la mer Baltique sont, en revanche, plus contaminés par des dioxines et des PCB que ceux d'autres régions.

En 2011, la Commission a révisé les taux maximaux autorisés de dioxines et de PCB dans les denrées alimentaires et les aliments pour animaux, en tenant compte des précédents rapports de surveillance de l'AESA ainsi que de l'avis de 2005 du groupe scientifique de cet organisme sur les contaminants de la chaîne alimentaire, « relatif à la présence de PCB de type non-dioxine dans les denrées alimentaires et les aliments pour animaux ». L'énumération pourrait avoir un caractère effrayant, dans la mesure où elle s'ajoute à tout ce qui a déjà été écrit. Encore une fois, il s'agit d'apprécier le rapport bénéfice/risque et de considérer l'avantage que nous ont conféré à une époque ces technologies. Les évaluations successives ont, en tout cas, permis d'écarter l'un des PCB les plus dangereux, le dioxyde de titane. En recommandant à tous les fabricants utilisant ce type de produit de protéger ceux qui les manipulent grâce à des mesures de prévention (gants, lunettes, etc.) et de le retirer des produits accessibles à tous. Des avancées sont à l'œuvre ; ne désespérons pas.

TROISIÈME PARTIE

DÉCRYPTER SON ASSIETTE POUR DÉJOUER LES PIÈGES DE L'ALIMENTATION

On l'a vu, il pourrait exister des dizaines de raisons d'avoir peur de s'empoisonner avec ce que l'on met dans nos assiettes. Pourtant, manger est sain, naturel, et il est essentiel que cela reste un plaisir.

Alors, faisons ensemble le tour de nos produits du quotidien et prenons un peu de hauteur par rapport à tout ce qu'on lit et entend à ce sujet. Objectif : reprendre goût au bonheur de manger (presque) de tout et en toute confiance.

11

Qui dit « bio »

J'ai choisi de commencer cette nouvelle partie avec les produits bio, dont le succès ne cesse de se développer depuis que les écologistes et les médias alertent sur les effets des pesticides et autres produits chimiques. Et pour cause : ils illustrent à eux seuls le paradoxe de notre temps et constituent une parfaite entrée en matière… avant, qui sait, de devenir un plat de résistance ?

Les produits « bio » sont entourés de méconnaissance et d'idées reçues. Au-delà d'arguments simplistes mettant en avant le prix élevé de ce type d'alimentation pour la discréditer ou ses qualités de produits « naturels » pour la vanter, que se cache-t-il réellement derrière la multitude de labels et de logos qui figurent sur un nombre croissant de produits ?

Produits bio, labels AB ou « agriculture biologique »... comment s'y retrouver

D'utilisation volontaire, le célèbre logo blanc sur fond vert du label « AB » (pour agriculture biologique) permet aux professionnels qui le désirent – et qui respectent ses règles d'usage – d'identifier leurs produits de manière spécifique. Grâce à lui, le consommateur est guidé, il voit son choix facilité grâce à une reconnaissance visuelle rapide.

Propriété exclusive du ministère en charge de l'Agriculture, qui en définit les règles d'usage, le label AB est la garantie d'un aliment composé d'au moins 95 % (mais pas 100 % !) d'ingrédients issus du mode de production biologique, respectant la réglementation en vigueur en France et ayant été contrôlé par un organisme agréé par nos pouvoirs publics.

L'autre logo européen « agriculture biologique », encore appelé « Eurofeuille », a pour objet, lui aussi, d'aider le consommateur à repérer les produits biologiques. Sa présence assure le respect du règlement sur l'agriculture biologique de l'Union européenne ; un présence sur les emballages obligatoire depuis le 1er juillet 2012, sauf pour les produits importés. Le logo doit être accompagné de l'indication du lieu de production des matières premières agricoles, « Union européenne », « hors Union européenne » ou du nom du pays.

La mention « Issu de l'agriculture biologique » garantit, quant à elle, que le produit (la viande ou le lait) est issu d'animaux nourris avec au moins 90 % d'aliments issus du mode de production biologique et 100 % d'aliments non OGM.

Mais pour avoir le droit d'apposer l'un ou l'autre de ces pictogrammes qui signalent un produit « bio », toutes les étapes de la vie du produit doivent répondre aux réglementations en rapport, ce qui a, bien sûr, une incidence sur les méthodes utilisées pour sa production.

C'est quoi, un « produit bio » ?

D'une façon générale, on définit l'agriculture biologique comme un mode de production qui trouve son originalité dans le recours à des pratiques de culture et d'élevage soucieuses du respect des équilibres naturels. Un produit issu de l'agriculture biologique est soit un produit agricole soit une denrée alimentaire dont le mode de production exclut l'usage de substances chimiques de synthèse, d'OGM, et limite l'emploi « d'intrants » ; ces produits apportés aux terres et aux cultures, comme les engrais, les insecticides, etc. Ces pratiques permettent à la fois de favoriser la rotation des cultures en alternant légumineuses, engrais vert ou plantes à enracinement profond, et de recycler les matières organiques naturelles en incorporant au sol des matières organiques (compostées ou non) ainsi que des sous-produits d'élevage provenant d'une exploitation conduite en respect du mode de production biologique.

Notons que les parcelles « bio » doivent être isolées et bien identifiées, les moyens de récolte et de stockage séparés, et une période de conversion respectée (deux ans avant l'ensemencement des cultures annuelles, trois ans avant les récoltes des cultures pérennes).

Dans le cadre de l'élevage, le label bio certifie que l'alimentation des animaux se fait par des produits végétaux issus de l'agriculture biologique obtenus sur l'exploitation même (il existe un taux minimal obligatoire). Par ailleurs, une plus grande biodiversité est encouragée, notamment en fonction des capacités d'adaptation des différentes races aux conditions du milieu. Le nombre de traitements avec des médicaments vétérinaires allopathiques de synthèse est, quant à lui, limité, et le bien-être animal respecté.

Enfin, pour que le produit puisse bénéficier du label, c'est la suite de la chaîne tout entière qui doit répondre à un strict cahier des charges.

Un strict cahier des charges français et européen pour tous les produits bio

Apparue officiellement pour la première fois dans la loi d'orientation agricole de 1980, l'agriculture biologique a été codifiée par différents textes au cours des années 1990.

Le règlement de l'Union européenne spécifique aux produits bio s'applique aux produits agricoles végétaux non transformés (légumes, céréales...), aux animaux d'élevage et aux produits d'animaux non transformés (lait, œufs...) ainsi qu'aux produits destinés à l'alimentation humaine composés essentiellement d'un ou de plusieurs ingrédients d'origine végétale et/ou animale (pain, viande, fromage, etc.), et enfin aux aliments destinés aux animaux d'élevage.

Un cahier des charges français complète le règlement européen sur le mode de production et de préparation biologique des animaux et des produits animaux. Tous les acteurs français de cette filière doivent s'y conformer. Les importations européennes ont droit au label AB dès lors qu'elles respectent la réglementation européenne. Pour les importations provenant d'autres pays, il faut qu'elles proviennent soit de pays dont la réglementation a été évaluée comme équivalente par la Commission, soit avoir obtenu une autorisation d'importation délivrée par le ministère compétent d'un État membre.

Afin de bénéficier de ce label, ce sont tous les intervenants de la chaîne de production d'un produit (le producteur, bien entendu, mais également les unités de transformation et de conditionnement) qui doivent subir le contrôle et la certification d'un des six organismes agréés sur le territoire français. Les produits transformés doivent, quant à eux, être composés d'au moins 70 % d'ingrédients d'origine agricole, et le pourcentage complémentaire appartenir à une liste d'ingrédients d'origine agricole autorisés. Le traitement des produits issus de l'agriculture biologique ne doit pas recourir à des substances chimiques autres que celles validées. Le transport, quant à lui, se fait obligatoirement en emballages ou en conteneurs fermés afin d'éviter toute substitution.

Les principales avancées du nouveau règlement bio

Face à une suspicion généralisée – montait le sentiment que certains produits estampillés bio ne l'étaient pas tant que ça –, les États européens sont tombés, à grand-peine, sur un accord édifiant un nouveau règlement bio. Qui prendra effet à partir du 1er janvier 2021 et devra être complété par des règles détaillées. Voici ce qu'il prévoit, dans ses grandes lignes.

– Un élargissement de la gamme de produits biologiques certifiés : autrement dit, de nouveaux produits seront désormais « certifiables » ; comme la cire d'abeille, des huiles essentielles autres qu'alimentaires, de la laine ou du sel.

– Un système de contrôle plus ciblé : le principe d'un contrôle annuel minimal par opérateur est maintenu, de même que celui des contrôles inopinés qui s'y ajoutent. Toutefois, les contrôles de conformité des exploitations bio par les organismes certificateurs pourront être espacés de vingt-quatre mois, à partir du moment – par exemple – où trois visites successives n'auront détecté aucune faille dans la production.

– Des règles d'importation plus fermes : les produits biologiques importés devront impérativement respecter la réglementation européenne ou provenir d'un pays tiers ayant signé un accord commercial garantissant l'équivalence avec l'Union européenne, en matière de réglementation comme de système de contrôle.

– Un étiquetage clair et fiable : le consommateur est informé, avec le logo européen, de l'origine des matières premières agricoles, y compris régionale le cas échéant, et de l'identité de l'organisme de contrôle.

– Un meilleur accès aux semences hétérogènes ou « rustiques » pour les producteurs biologiques avec l'autorisation de commercialiser ce type de semences.

– Un maintien du lien au sol aussi : le lien à la terre est un concept très important en agriculture biologique, le règlement ne reconnaît donc pas la culture hors sol (hydroponie) ainsi que la production en bac comme des pratiques biologiques. Une exception a été négociée avec la Finlande, la Suède et le Danemark, pays qui, pour des raisons climatiques et historiques, ont, eux, accepté cette culture en bac. Elle sera maintenue sur une période maximale de dix ans pour les serres déjà existantes.

– La création d'une « certification de groupe » pour les petits producteurs : les agriculteurs pourront se rassembler afin de demander une certification commune en bio et, ainsi, mutualiser les frais administratifs liés à leur conversion.

Pourquoi manger bio ?

L'intérêt des populations pour l'alimentation bio se développe et les rayons des supermarchés dédiés gonflent à vue d'œil ces dernières années. À tel point qu'on est en droit de s'interroger sur le rapport entre coup marketing et réel bénéfice pour le consommateur.

L'agriculture biologique a pour mission principale de limiter les pesticides dans l'alimentation et de prendre en compte l'agriculture dans sa globalité. Mais quels sont réellement les atouts de ce mode de consommation ?

Comme l'a montré un rapport de l'Institut de veille sanitaire (InVS) d'avril 2013, la France est l'un des pays où la population est la plus exposée aux pesticides, d'où l'intérêt de cultiver et de manger bio, afin de diminuer l'exposition à ces substances.

Sur le plan de la valeur nutritionnelle des produits bio, un rapport de 2003 de l'Agence française de sécurité sanitaire des aliments (AFSSA) a conclu que « les données disponibles ont montré, de manière générale, pour des situations limitées, peu de différences significatives, et reproductibles, entre la composition chimique des matières premières issues d'agriculture biologique et celles issues d'agriculture conventionnelle ».

Selon une autre étude menée par l'université de Newcastle au Royaume-Uni et publiée le 15 juillet 2014 dans le *British Journal of Nutrition*, « le passage à la consommation de fruits, légumes et céréales bio (et des aliments produits à base de ces végétaux) conduirait à une augmentation de 20 % à 40 % (et dans certains cas 60 %) de consommation en composés polyphénoliques sans augmentation de l'apport calorique ». Or, des études épidémiologiques ont clairement montré le bénéfice santé d'une consommation accrue de ces micronutriments aux effets antioxydants sur la réduction des risques de maladies chroniques, notamment des maladies cardio-vasculaires, neurodégénératives et certains cancers.

En septembre 2012, des chercheurs de l'université américaine de Stanford publient un « inventaire systématique des arguments pro- ou anti-bio » pour tenter de trancher la question, décortiquant plus de deux cents études portant sur les niveaux de nutriments et de produits toxiques ainsi que dix-sept études cliniques sur les effets du bio sur la santé. Deux éléments majeurs ressortent de leurs conclusions : *primo*, le risque de trouver des résidus de pesticides dans les aliments est inférieur de 30 % en bio par rapport aux aliments conventionnels. Sachant que les niveaux de pesticides mesurés en conventionnel sont généralement en dessous des limites de sécurité… *Secundo*, le bio ne serait pas plus nutritif que le conventionnel (en tout cas, les preuves sont insuffisantes pour montrer le contraire) ; excepté pour le phosphore, les quantités de vitamines, de minéraux ou de protéines ne diffèrent pas significativement entre les aliments bio et conventionnels.

Pour finir, une étude italienne réalisée par Altroconsumo (« Pour une autre consommation »), la principale association italienne de consommateurs, favorable au développement durable et financée uniquement par ses quelque 300 000 adhérents, portant sur six catégories d'aliments (biscottes, lait, confitures, yaourts, céréales du petit déjeuner et biscuits), montre que celles-ci ne sont pas meilleures que leurs correspondants conventionnels.

Sans remettre en question l'agriculture biologique qui se justifie par un engagement plus large de respect de la nature et par un rejet des excès d'une agriculture industrielle polluante, on ne peut donc pas, aujourd'hui, soutenir scientifiquement que le bio est meilleur pour la santé. C'est sans doute davantage dans le « comportement » du consommateur qu'il trouve sa raison d'être.

Manger bio, la partie émergée d'une démarche globale

Une étude NutriNet-Santé publiée en avril 2019 a analysé le comportement des consommateurs bio et non bio, qui permet de comprendre la complexité du débat sur son intérêt ou non sur la santé.

Cette analyse statistique des différents groupes a identifié des « comportements types » vis-à-vis de la consommation bio :

– les non-consommateurs, d'abord, se répartissent en trois groupes selon la raison de leur non-consommation de produits bio : manque d'intérêt, attitude d'évitement ou coût trop élevé ;

– les consommateurs de produits bio, eux, se classent selon deux catégories : consommateurs occasionnels ou réguliers.

Ces derniers ont un niveau plus élevé d'éducation et sont physiquement plus actifs, mais ont généralement un niveau de revenus comparable aux non-consommateurs. Leurs choix alimentaires tendent davantage vers des produits végétaux et peu raffinés ; ils consomment plus de fruits, de légumes frais ou secs, de fruits à coque, d'huiles végétales et de céréales complètes, et boivent moins de boissons sucrées ou alcoolisées, consomment moins de charcuterie et de lait, et fréquentent peu les fast-foods.

On peut donc dire que l'alimentation globale du consommateur régulier de produits bio est plus proche des bonnes pratiques alimentaires.

Par ailleurs, si leurs apports caloriques moyens journaliers sont identiques, leurs apports sont notablement plus élevés pour les vitamines et minéraux (+10 % à 20 %), les acides gras contenant des oméga-3 (+20 %) et les fibres (+27 %). Enfin, ils ont une bien moindre probabilité de surpoids (-36 % à -42 %) ou d'obésité (-48 % à -62 %).

Notons que ces observations sont valables de façon intermédiaire sur les consommateurs occasionnels.

En conclusion, les consommateurs réguliers de produits bio ont des caractéristiques sociodémographiques particulières, et globalement un profil plus en accord avec le concept d'alimentation durable, plus bénéfique pour la santé.

J'ai choisi parmi les études qui existent celles qui me semblent les plus susceptibles de témoigner de l'état de la situation. Aucune d'entre elles ne l'emporte sur les autres, mais on voit bien qu'il est impossible d'affirmer que la consommation d'une alimentation biologique nous protège de façon scientifique. C'est pourtant l'argument principal évoqué pour susciter nos peurs. Un argument à mon sens sans valeur.

Finalement, le consommateur « biologique » est soucieux à la fois de sa santé et de l'environnement, ce qui entraîne de sa part un mode de consommation vertueux et particulièrement sain. Ce n'est donc peut-être pas la nature des aliments qu'il consomme qui fait la différence, mais son hygiène de vie. La question, en tout cas, reste ouverte.

Le bio incarne certes un souci d'écologie – et tant mieux –, mais il ne faut pas le vendre en créant des peurs inutiles et en invoquant la santé, car le présenter uniquement ainsi serait une imposture. Mais au moins s'agit-il d'une démarche, d'une volonté d'alimentation plus saine.

Un peu comme le goût affiché par certains consommateurs pour les fruits et légumes, estimés meilleurs pour l'organisme. Est-ce pour autant vrai ?

12

Les fruits et légumes, garants d'une bonne santé

En France, nous avons l'habitude de consommer certains fruits et légumes plus que d'autres. Par exemple, nos compatriotes consomment (par an et par habitant) environ 16 kg de pommes, 12 kg de bananes, 10 kg d'oranges, 8 kg de clémentines, 6 kg de pêches, 5 kg de poires, 4 kg de raisin, 3 kg de pamplemousses, de kiwis ou de fraises. Côté légumes, sans surprise, c'est la tomate qui arrive en tête avec 14 kg, suivie des carottes avec 9 kg, puis 6 kg de melons ou d'endives, 5 kg de salade, de courgettes et d'oignons, 4 kg de concombres, 3 kg de poireaux et 2 kg de choux-fleurs.

Malgré les dénégations de certains, il est avéré que les fruits et légumes font partie d'une catégorie d'aliments relativement chers, ne serait-ce qu'en raison de leur augmentation de prix d'un peu plus de 10 % entre décembre 2017 et décembre 2018, ce qui contribua à une diminution probable de sa participation à l'alimentation nationale. Entre 2015 et 2018, la valeur de la consommation des fruits et légumes bio, elle, a été multipliée par trois. Les Français dépensent donc désormais trois fois plus d'argent dans les fruits et les légumes pour les acheter « sains » plutôt que conventionnels. Une dépense qui pèse forcément lourd dans le portefeuille.

Cinq fruits et légumes par jour, pas si facile à mettre en œuvre ?

Même si aller faire son marché a conservé un côté original et pittoresque, n'oublions pas que les Français achètent à plus de 75 % leurs fruits et légumes dans les hypermarchés, les supermarchés et les épiceries de proximité. Des consommateurs relativement responsables, puisqu'ils sont aujourd'hui sensibles à la saisonnalité, à l'origine, et bien entendu à leurs modes de production, alors qu'il y a plusieurs décennies ces données ne leur parlaient pas.

Lorsque l'on questionne un panel de consommateurs de fruits et légumes, le critère de choix le plus important est d'abord la fraîcheur, puis la qualité, avant le prix et… en dernier le goût… Surprenant, n'est-ce pas ?

De récentes statistiques ont démontré que seuls un tiers des Français consomment au moins cinq fruits et légumes par jour et que, parallèlement, trois sur dix n'ont même pas cet objectif en tête. Et si les fruits sont clairement associés aux plaisirs gustatifs, les légumes, eux, sont associés à la nécessité nutritionnelle. Ce qui prouve que les messages marketing envoyés depuis de nombreuses années à grand renfort de dépenses n'ont pas servi à grand-chose tant rien n'a vraiment évolué. Pire : les Français ont le sentiment de manger suffisamment de fruits et de légumes, alors que la réalité des chiffres ne correspond pas à cela.

Les raisons de la faible consommation de ces produits ? Tout d'abord, c'est « trop cher » ; ensuite, ce n'est pas « pratique ». Les notions de gaspillage et de conservation entrent aussi en ligne de compte, avant de finir par la durée de la préparation. Si les fruits sont consommés le plus souvent frais, les légumes, eux, sont en effet mangés tant préparés que crus.

Complétons le tableau en écrivant que les fruits et légumes frais représentent 6 % des dépenses totales des ménages et atteignent quasiment les 10 % du budget alimentaire[1]. Notons enfin un effet générationnel négatif : les 20-30 ans mangent huit fois moins de fruits et légumes que leurs parents au même âge...

Primeur ou rayon frais *versus* fruits et légumes transformés

Depuis une dizaine d'années, on observe une diminution de la consommation de fruits et légumes frais au profit de ceux transformés (compotes, surgelés, conserves), probablement liée au raccourcissement du temps de préparation des repas et à la perception « santé » de ces produits, qui a relégué le goût au dernier plan des critères d'achat. On constate également une augmentation considérable de la consommation des fruits exotiques, qui se sont largement

1. Source : filière Interfel.

démocratisés en raison de la diminution de leur prix de revient, marché qui a bénéficié aussi de la baisse des coûts du transport et de la technologie. Une augmentation liée également au marketing alimentaire, qui a tendance à flatter ce type de produits pour installer de nouvelles habitudes et élargir un secteur pourtant déjà pléthorique.

Qu'en est-il des vertus santé de ces aliments ? Alors que les Français se sont braqués sur les pesticides et en voient les dangers concernant les fruits et les légumes sur les produits frais, ils ne s'intéressent pas aux atouts ou inconvénients éventuels des fruits et légumes « conservés ». Qui contiennent parfois des dangers biologiques, en particulier la contamination bactérienne, ces produits étant au contact à la fois avec l'air et la terre, et voyant de très nombreuses bactéries les atteindre. Les virus existent aussi, notamment celui de l'hépatite, ainsi que des parasites comme la douve, parasite difficilement détectable sur des aliments solides. Ajoutons les mycotoxines[1],

1. Moisissures toxiques présentes notamment dans les fruits et légumes et qu'il est impossible d'éliminer totalement.

hélas pas systématiquement dosées, à ce jour, dans les fruits et légumes. Quant aux dangers chimiques, ils existent vraisemblablement et au-delà des pesticides : on pourrait trouver des traces métalliques, des hydrocarbures, etc.

On le voit : des dangers dans la consommation des fruits et des légumes existent bel et bien, qui vont au-delà de la simple crainte de présence de substances phytosanitaires.

Ainsi émerge depuis peu une inquiétude liée aux emballages. Et notamment à l'étiquetage à même les fruits ou les légumes, avec ces étiquettes comprenant des encres ou des systèmes adhésifs potentiellement toxiques.

Bien laver ses fruits et légumes

Un remarquable travail a été effectué par l'association Générations Futures en juin 2019 : une liste de fruits et légumes contenant les résidus de pesticides les plus importants. Cette étude a montré que les cerises arrivent largement en tête, suivies des clémentines et des mandarines, du raisin, du pamplemousse, des nectarines et des pêches, fraises, oranges, abricots, etc. Les avocats et les kiwis sont en dernière position, avec un faible taux de résidus. Concernant les légumes, le céleri est numéro un, suivi par les herbes fraîches, les endives, la laitue, les piments et les poivrons, les pommes de terre, etc. Tout en bas de la courbe triomphent les asperges et le maïs[1].

Si cette étude n'a pas pu considérer la totalité des fruits et des légumes, elle livre un enseignement fort : on trouve des substances partout. Il faut retenir un autre point : la plupart des résidus présents peuvent entraîner l'effet cocktail, qui est rarement pris en compte et sur lequel nous n'avons pas de notion particulière à l'heure actuelle… mais sait-on jamais.

Pour se débarrasser de ces résidus, une seule solution – déjà évoquée : nettoyer les aliments à l'aide d'un mélange composé de 90 % d'eau et de 10 % de vinaigre blanc, les laisser tremper pendant une vingtaine de minutes, puis les rincer à l'eau froide. Cela n'est valable que pour des fruits et légumes suffisamment résistants à l'agression d'un

---

1. Le rapport complet sur les résidus de pesticides dans les fruits et légumes consommés en France est disponible sur le site generations-futures.fr.

tel mélange. Ce type de nettoyage est valable également pour se protéger des mycotoxines. Chose indispensable : éliminer intégralement les produits en cours de pourrissement ou pourris (ne pas se contenter d'éliminer la surface atteinte).

Une autre technique (plus raisonnable selon moi) consiste à mettre de l'eau dans le fond d'un évier, d'y ajouter trois cuillères à soupe de bicarbonate et de plonger dedans les fruits et légumes pendant quinze minutes avant de les rincer à l'eau claire.

Tout cela n'empêchera pas l'éventuelle pénétration de différentes substances infectantes dans la chair du produit, mais on peut éliminer jusqu'à 80 % de résidus de pesticides grâce à un lavage soigneux.

Sachez en outre qu'une voie de recherche extrêmement prometteuse, encore au stade expérimental, émerge pour traquer ces hôtes nocifs. Des chercheurs chinois travaillent sur l'utilisation d'hormones végétales pour réduire les quantités de résidus. Une piste à suivre de près, donc.

Un seul conseil : variez les plaisirs !

Si l'on voulait être alarmiste, on dirait que les risques concernant la consommation de fruits et légumes sont relativement importants : risques biologiques, listériose (décrite dans la première partie de ce livre), bactéries et virus, parasites et dangers chimiques augmentés par l'utilisation des emballages (dioxine, métaux, nitrate, résidus de produits de nettoyage et de désinfection, additifs alimentaires, lubrifiants, etc.). Pour autant, avoir peur est excessif, car le danger se voit limité par plusieurs facteurs. D'abord les techniques de précaution utilisées dans le conditionnement, ensuite la préparation même de ces fruits et légumes, qui relève d'une stricte observation de normes édictées par des organismes officiels et de surveillance. Puis les choix mêmes du consommateur, son libre arbitre ainsi que les mesures d'hygiène et de nettoyage évoquées plus haut : elles semblent désormais absolument nécessaires, mais au moins limitent réellement les risques.

Rappelons également que les doses des produits toxiques découverts sont relativement faibles et qu'une grande variation dans la consommation des aliments crée vraisemblablement une dilution des possibles effets négatifs de telles substances.

Et puis, finissons sur une note positive, en remarquant que la fréquence des pathologies entraînées par des contaminations à la suite de la consommation de fruits et légumes reste l'une des plus faibles de notre alimentation.

13

Céréales et légumes secs pour tous

Ce rayon est plutôt vaste. Pâtes, riz, blé, lentilles… la famille des « féculents secs » réunit de nombreux aliments d'origine végétale qui ont en commun d'être une source de glucides complexes, mais aussi de vitamines et minéraux. Faisons le point sur leurs qualités et leurs meilleurs modes de consommation.

Les pâtes, base importante de notre alimentation

Les pâtes, sous une multitude de formes, représentent une grande partie de ce rayon. Nous en sommes friands en France, puisque notre consommation moyenne est de 7 kg par an et par habitant. Tout comme les différentes variétés de riz (dont on consomme en moyenne 4,5 kg annuellement par habitant), les semoules et autres grains de blé plus ou moins concassés ou les légumineuses, ces aliments de longue conservation – et pour les plus basiques très bon marché – sont un socle important de l'alimentation.

Les pâtes classiques sont fabriquées à partir de semoule de blé dur raffinée, d'eau, de sel et parfois d'œufs, puis transformées dans des buses qui leur donnent la forme caractéristique de leur dénomination (coquillette, spaghetti, farfalle, penne...), avant d'être séchées. Si la forme n'a aucun impact direct sur les valeurs nutritionnelles, notez que, plus le calibre est petit moins le produit nécessite de mastication, étape importante pour engendrer le sentiment de satiété.

D'un point de vue nutritionnel, il s'agit d'un aliment glucidique de la famille des féculents, qui apporte près de 30 g de glucides pour 100 g de pâtes cuites et environ 5 g de protéines (un peu plus pour les pâtes aux œufs) ; 100 g de pâtes cuites procurent environ 150 calories. Côté micronutriments, les pâtes sont principalement source de vitamines du groupe B, de magnésium et de potassium.

Sachez que les pâtes dites « aux légumes » ne remplacent en aucun cas une portion de ceux-ci. La présence des légumes n'y est en effet qu'anecdotique (souvent aux alentours de 5 %) et joue davantage un rôle de colorant.

Des pâtes à base de lentilles ou de pois chiches ont récemment vu le jour. Des produits qui permettent de varier les plaisirs et de promouvoir la consommation de légumes secs, même si ceux-ci en version brute restent supérieurs en termes de qualité.

Les apports nutritionnels du blé à cuisiner (grains humidifiés de blé moulus plus ou moins finement, séchés et tamisés, puis précuits) sont comparables à ceux des pâtes sèches sans œufs, avec davantage de fibres, notamment pour les blés concassés complets de type pilpil.

Le riz, la céréale star

Cultivé depuis l'Antiquité, le riz est aujourd'hui la céréale la plus répandue dans le monde. Il en existe une très grande variété, que l'on peut regrouper en trois catégories selon leur forme : le riz long grain (basmati, thaï, riz du

Vietnam ou Surinam), le riz à grain moyen et le riz à grain court dit « rond ».

Le riz blanc apporte une grande quantité de glucides complexes, essentiellement sous forme d'amidon (78 g pour 100 g de riz sec). Les grains d'amidon sont de très petite taille et très faciles à digérer. Il contient par ailleurs peu de protéines (6,5 %) qui sont dépourvues de gluten. Il est donc tout indiqué en cas d'intolérance au gluten ou de maladie cœliaque. Son blanchiment, qui supprime la couche externe du grain de riz, éliminant 80 % des fibres, le riz blanc est préconisé pour certaines infections intestinales. Ce traitement élimine également l'acide phytique (dont on dit qu'il peut inhiber l'assimilation de minéraux tels que le calcium, le fer et le zinc) et améliore l'absorption de ses minéraux : potassium (98 mg pour 100 g), magnésium (35 mg pour 100 g) et phosphore (100 mg pour 100 g).

Le riz étuvé, lui, subit un traitement thermique qui permet de faire migrer les vitamines et minéraux du germe et des enveloppes vers l'intérieur du grain, et ainsi d'améliorer ses valeurs nutritionnelles.

Enfin, on trouve en rayon du riz sauvage seul ou mélangé à du riz blanc. Il se présente sous forme de grains noirs et allongés qui ressemblent à des grains de riz, mais sont issus en réalité d'une plante graminée aquatique ou terrestre qui n'est pas *réellement* du riz. Riche en protéines, et particulièrement en lysine, un acide aminé limité dans les autres céréales, sa valeur nutritive est convaincante.

Comme pour les pâtes, qu'il est intéressant de consommer complètes ou intégrales parce qu'elles sont riches en fibres, le riz complet est bourré de qualités. En plus de son impact positif sur le transit, la présence des fibres rend l'assimilation des glucides plus lente (diminution de l'index glycémique), ce qui favorise la satiété. Il apporte également une quantité non négligeable de protéines végétales (13 %) et il est légèrement plus riche en lipides (2,5 %) issus du germe de blé, donc essentiellement des acides gras polyinsaturés de bonne qualité. Seul bémol, les fibres minimisent l'absorption des minéraux.

Légumes secs et quinoa, pour faire le plein d'énergie

Les légumes secs, également appelés « légumineuses », comprennent les haricots rouges, les haricots blancs, les flageolets, les pois cassés, les fèves sèches, les pois chiches, les lentilles grises, vertes ou corail… Très riches en glucides complexes, ils sont à classer parmi les féculents.

Ces produits, pourtant riches en protéines végétales, en fibres, en magnésium, en fer et en vitamines du groupe B, sont trop peu consommés. En raison sans doute de leur mauvaise réputation : on les dit difficiles à digérer. Ce n'est pas faux, puisqu'ils contiennent des substances indigestes qui fermentent dans le côlon, entraînant gaz et ballonnements, mais celles-ci sont en réalité détruites par un trempage avant préparation et le simple ajout d'une pincée de bicarbonate de sodium à la cuisson favorisera leur digestion.

Le quinoa est une petite graine complète que l'on assimile à une céréale, mais qui est issue, en réalité, d'une plante de la famille de l'épinard. En rayon, on trouve du quinoa blond (le plus courant), rouge ou sauvage, une différence de couleur n'ayant aucun impact sur la qualité nutritionnelle du produit. Cette graine présente une teneur en glucides proche de celle des autres céréales, mais son apport en protéines est particulièrement intéressant (15 % à 18 %) et sa composition en acides aminés supérieure à la majorité des autres céréales.

Également riche en fibres (plus de 10 % en moyenne), le quinoa garantit un confort digestif et une grande sensation de satiété. Par ailleurs, il ne contient pas de gluten, ce qui en fait un aliment intéressant en cas d'intolérance ou de maladie cœliaque.

Des légumes secs pour tous, surtout si vous êtes intolérant au gluten

Si vous êtes intolérant au gluten, une grande vigilance dans vos choix alimentaires s'impose ; les produits sans gluten vous sont indispensables.

Le gluten est une protéine présente dans le seigle, l'avoine, l'orge et surtout le blé et tous ses dérivés (pain, pâtes, biscuits, etc.). Beaucoup de produits industriels contiennent également un ajout d'amidon de blé, ou directement de gluten dans leur recette (il faut systématiquement vous reporter à la liste des ingrédients), ce qui explique son image négative.

Notez que les pâtes sans gluten à base de farines d'autres céréales souvent moins riches en protéines ont un index glycémique plus élevé. Préférez donc des produits naturellement sans gluten comme le riz, le quinoa ou les légumineuses.

En dehors de cette intolérance, il n'y a aucune raison de supprimer le gluten. En revanche, éviter les produits ultratransformés dont certains contiennent du gluten (pour son élasticité, qui confère au produit volume et moelleux) reste intéressant.

Non, les pâtes ne font pas grossir !

Les féculents sont une source de glucides complexes. Dégradés plus lentement par l'organisme que d'autres substances, ils représentent une source d'énergie à diffusion plus lente, surtout s'ils sont choisis complets et à peine cuits.

Ils permettent de réguler le taux de sucre dans le sang (glycémie), calment ainsi la faim plus durablement et vous aident à maîtriser votre appétit. Ce glucose, carburant privilégié de toutes les cellules y compris du cerveau, constitue une réserve d'énergie stockée dans le foie et les muscles et est indispensable à la contraction musculaire.

Les pâtes assurent donc à l'organisme des apports satisfaisants, mais il est intéressant de moduler les portions consommées selon son âge et son activité physique, et de ne jamais en surconsommer au détriment des légumes. Par ailleurs, évitez les pâtes à cuisson rapide type « 3 minutes » : elles sont davantage précuites et desséchées industriellement, leur index glycémique se révèle plus élevé et elles vous rassasieront moins durablement. Dans la mesure où la cuisson classique des pâtes est déjà très rapide, ce type de produit n'est en rien intéressant.

Bien choisir ses produits

On craint généralement que les produits très raffinés ne soient mauvais pour la santé. On les accuse d'être moins riches en vitamines et minéraux et de favoriser la prise de poids en raison de leur index glycémique plus élevé. S'il est vrai que choisir des produits complets et enrichir ainsi notre alimentation en fibres est intéressant (pour le confort digestif notamment), mais également afin de faire diminuer l'index glycémique et donc moins solliciter l'insuline (hormone qui régule le taux de sucre dans le sang), pour les vitamines et minéraux les choses sont plus modérées. Car si les produits complets sont plus riches, les fibres et les chélateurs d'acides vont gêner en partie leur absorption. D'autant que, au-delà de l'index glycémique de l'aliment seul, d'autres paramètres sont à prendre en compte, comme le mode de cuisson (on préfère les pâtes *al dente*) et le bon équilibre du repas avec un mélange de légumes, de protéines et de lipides.

Faut-il choisir ses pâtes, ses céréales ou tout légume sec au rayon bio, question que l'on se pose souvent ? Je dirais que le plus important reste d'opter pour du bio dès que l'on s'oriente vers un produit complet. J'ajoute qu'il est préférable de conserver au frais ces produits, car les larves de mites alimentaires (charançons) peuvent se développer en toute tranquillité à l'intérieur de denrées sans pesticides !

Concernant l'emballage de ces produits, si l'on met de côté les soucis écologiques qu'ils entraînent, l'Agence nationale de sécurité sanitaire de l'alimentation, de l'environnement et du travail (Anses) a lancé une alerte. Notamment sur les huiles minérales (issues de pétrole) contenues dans certains papiers et cartons recyclés, sur les encres d'imprimerie et les colles susceptibles de se retrouver dans les denrées... Si le manque d'études actuelles sur ce sujet est regrettable, en 2009, une recherche concernant la présence d'hydrocarbures aromatiques d'huile minérale (MOAH) et d'hydrocarbures saturés d'huile minérale (MOSH) dans des emballages mettait en évidence une migration possible vers les aliments secs conservés plusieurs mois au contact du carton (riz, pâtes, semoules, etc.). Or il a été démontré que certaines de ces huiles minérales peuvent être cancérogènes ou mutagènes. Mieux vaut donc être prudent en limitant autant que possible l'exposition des consommateurs.

Deux gestes peuvent aider : éviter de stocker les féculents secs trop longtemps et les ranger à l'abri de la lumière et de la chaleur. Les emballages plastique ne sont pas préférables, car les molécules du plastique sont également susceptibles de migrer dans les aliments à la chaleur et encore plus en cas de chauffage au micro-ondes.

Mes conseils pour une consommation optimale

Les féculents sont une source de glucides complexes (amidon) et donc d'énergie importante qui ne doit jamais être supprimée. Dans le cadre d'une alimentation équilibrée, il est même conseillé de consommer une portion de féculents par repas. Pensez à varier entre les pâtes, le riz, les semoules, mais également les légumes secs aux intérêts nutritionnels remarquables. L'Anses préconise dans ses nouveaux repères[1] au moins une portion par repas hebdomadaires.

1. Les repères du Programme national nutrition santé (PNNS) portent sur différents groupes d'aliments (fruits et légumes, féculents, etc.) et sur l'activité physique. Ils ont

L'important est de raisonner les quantités et la fréquence de consommation, qui doit laisser une belle place aux légumes dans les repas. On préconise une portion de 150 à 200 g de pâtes cuites (50 à 70 g de produit sec) une fois par jour en alternance avec d'autres féculents. À moduler bien sûr selon l'âge, l'activité physique et l'appétit. Les assaisonnements sont également à surveiller.

Il est intéressant de varier selon ses goûts entre produits classiques et complets. Mais, surtout, préférez une cuisson *al dente* qui permettra une élévation moins brutale de la glycémie.

Pour les produits dont l'enveloppe extérieure du grain est consommée, orientez-vous vers les versions bio afin de limiter les pesticides. Pour les légumes secs, il est conseillé de les rincer avant cuisson. Veillez à saler l'eau de cuisson modérément afin de limiter les pertes en vitamines et minéraux.

Enfin, pour éviter la pollution chimique, stockez ces produits d'épicerie sèche le moins longtemps possible (on évite des achats en

---

été actualisés en janvier 2017 et sont disponibles sur le site www.anses.fr.

quantité trop importante), à l'abri de la chaleur, et retirez-les de leur emballage plastique ou carton recyclé afin de les transvaser dans des bocaux en verre. Les produits bio seront conservés, eux, au frais pour limiter le développement de larves.

14

Produits laitiers et boissons, une question d'emballage

Les deux grands points à surveiller concernant les produits laitiers sont les facteurs infectieux (bactéries décrites dans la première partie), mais également les emballages. Il est important de savoir identifier les premiers pour les choisir en connaissance de cause et de garder en tête que les seconds peuvent créer des problèmes. Quant aux eaux de boisson, découvrez ici ce qu'il en est.

Le lait, un aliment fragile

Commençons par le lait, boisson aussi symbolique – lien avec l'enfance – que bénéficiant d'un *a priori* positif de pureté.

Si nous consommons principalement aujourd'hui du lait de vache, cela n'a pas toujours été le cas. Autrefois, dans les villes, des marchands venaient ainsi avec leurs chèvres en bas des immeubles, qu'ils trayaient à la demande. Peu à peu, Paris a compté plusieurs fermes et laiteries pour satisfaire les besoins de ses habitants. Dans les campagnes, les laits de vache et de chèvre se partageaient les goûts des consommateurs. La révolution du froid et les découvertes pasteuriennes du XIXe siècle bouleversèrent ces habitudes. Et le lait est devenu un produit moins susceptible de provoquer des infections.

Parce qu'il « tourne », le lait est un aliment fragile. Cette réaction de caillage spontané est le premier pas vers le fromage. Comme les bactéries, naturellement contenues dans le lait, provoquent une coagulation des protéines, on a, de tout temps, cherché à le conserver par de multiples moyens. Au départ, on le faisait bouillir pour tuer les germes nocifs. Certes, cette méthode l'empêchait de « tourner » quelques jours, mais l'apparition naturelle d'autres germes annulait rapidement l'opération.

Aujourd'hui, on utilise la pasteurisation, qui consiste à chauffer le lait, entre 85 et 90 °C, durant quinze à vingt secondes, afin de détruire les germes lactiques et les éventuels microbes. Ce qui n'empêche pas une population microbienne inoffensive de subsister. Il existe un deuxième traitement permettant d'obtenir un lait pasteurisé de haute qualité : le chauffer pendant quinze secondes à une température plus basse, entre 72 et 75 °C, ce qui confère au produit un goût plus proche du lait cru que du pasteurisé ordinaire. La pasteurisation ne diminue en rien la valeur nutritive du lait. Le temps de conservation au réfrigérateur est de quarante-huit heures (certains considèrent sept jours, mais c'est peu prudent), au-delà, mieux vaut le faire bouillir pour détruire les germes qui s'y seraient déposés.

C'est à partir du lait que sont fabriqués tous les produits laitiers, du simple yaourt au plus complexe des desserts laitiers. Le lait est donc ici notre principal objet de réflexion. Qu'il soit de vache, de chèvre ou de brebis, il a des valeurs nutritionnelles proches. Aussi peuvent-ils, tour à tour, entrer dans la ration quotidienne. Cependant, il est préférable de choisir un lait demi-écrémé, qui contient moins de lipides, mais autant de calcium que le lait entier.

Cru, stérilisé, concentré ou en poudre, le lait sous toutes ses formes

Le lait cru, que l'on trouve plus souvent à la campagne qu'en ville, n'a pas été traité, ni les microbes qu'il contient détruits. Il faut donc le faire bouillir entre cinq et dix minutes. Dès qu'il est refroidi, il convient de le conserver au réfrigérateur et de le consommer rapidement.

Pour le lait stérilisé, le procédé UHT (ultra-haute température) consiste à porter le lait à 135-150 °C, pendant une à trois secondes, puis à le refroidir brutalement et à le conditionner dans des récipients stériles. Tous les germes sont alors détruits. Avant cette opération, le lait est homogénéisé, de façon à ce que les particules de gras soient éclatées en fines particules ne remontant pas à la surface. C'est pourquoi une bouteille ou un pack de lait UHT peut se conserver à température ambiante pendant plusieurs mois. En revanche, une fois le pack ouvert, la conservation au réfrigérateur s'impose. Elle est alors de la même durée que celle du lait frais pasteurisé.

Beaucoup d'adultes habitués à ce dernier n'apprécient pas ce type de lait, en raison de l'homogénéisation qui en modifie le goût. Notez que, lors de cette opération, les qualités nutritionnelles, protéines, glucides, lipides, calcium et vitamine D, sont conservées, mais la vitamine C en partie détruite.

Le lait concentré (sucré ou non) présente une coloration un peu plus foncée que le lait ordinaire et une saveur caramélisée. Le concentré non sucré a été privé de 50 % à 55 % de son eau, tout en étant stérilisé. Non entamé, il se conserve plusieurs mois, mais une fois ouvert il doit être consommé rapidement. Le lait concentré sucré, auquel on a ajouté 40 % à 42 % de sucre, est déshydraté à 75 %, ce qui concentre tous les nutriments. Il n'est pas stérilisé, mais le sucre empêche le développement des microorganismes. Il est donc beaucoup plus gras et sucré – son nom l'indique – que son ingrédient de base. Il n'a pas d'intérêt nutritionnel, en dehors de la réalimentation des personnes dénutries ou d'une extrême maigreur, puisqu'il offre un apport élevé en protides et en calcium.

Le lait en poudre est un lait déshydraté qui contient 4 % d'eau au maximum. On distingue celui entier, qui contient 26 g de matières grasses pour 100 g de poudre, et le demi-écrémé, qui affiche environ 14 g de matières grasses. Il existe également une version en poudre 100 % écrémée. Les micro-organismes ne peuvent se développer en l'absence d'eau, dans un emballage fermé, à l'abri de la lumière et de l'air. Comme en plus il s'agit souvent d'un lait de dépannage, il pose un peu moins de problèmes bactériologiques que les autres, mais n'en est pas pour autant totalement exonéré ; évitez le contact avec l'air une fois qu'il est ouvert.

Le lait caillé, enfin, est un lait qui a tourné. Et c'est peut-être grâce à lui que l'on a découvert le fromage. En Europe orientale et en Asie centrale, on appelait cette boisson « kéfir ». Aujourd'hui, le lait fermenté est fabriqué à partir de lait entier ou de lait écrémé, partiellement pasteurisé, auquel on ajoute des ferments lactiques, comme le bifidus et l'acidophilus. Grâce à ces bactéries, le lait aurait des propriétés antimicrobiennes. Si cela a été constaté *in vitro*, c'est-à-dire dans un tube à essais, on n'a toutefois pas encore montré qu'il avait un effet bénéfique certain pour la santé et qu'il permettait de diminuer les infections intestinales chez l'enfant et l'adulte. En termes de conservation et de risques, ce lait est un peu supérieur aux autres.

Les emballages des produits laitiers

Les produits laitiers sont disponibles sous une multitude de formes plus ou moins fonctionnelles et respectueuses du goût du produit.

Les « cartons » du lait ou des yaourts (enduits de polyéthylène pour empêcher les fuites et parfois complétés d'une fine couche d'aluminium afin d'améliorer la protection…) sont les emballages qui préservent le mieux le goût, car le carton laisse peu passer l'oxygène et la lumière responsables de l'oxydation. Mais ce contenant est assez peu résistant, et c'est le format le plus à risque pour les fuites. Par ailleurs, comme il ne se referme pas parfaitement après ouverture, le lait et ses dérivés sont exposés à l'air du réfrigérateur, ce qui peut les dégrader davantage. Le bec, s'il existe, est parfois difficile à ouvrir et peut se briser, ce qui complique l'utilisation et compromet la fermeture. Pour pallier ce problème, le contenant de carton avec bouchon de plastique est la solution. Cependant, cet ajout a un coût : le prix de vente évidemment supérieur.

Le danger éventuel de ce type d'emballage porte sur la contamination microbienne ou la dégradation du goût du lait, ce qui nécessite de bonnes précautions d'hygiène.

Les contenants de plastique rigide, eux, sont composés de polyéthylène de haute densité. Ils ont l'avantage d'être robustes, peu propices aux fuites, et faciles à manipuler. Les bouchons ou le couvercle métallique permettent une fermeture parfaite après ouverture. Ils offrent aussi une protection respectable à l'oxygène et à la lumière. Mais cet emballage est reconnu pour conférer à la longue un goût de plastique, et pose l'ensemble des problèmes de tout emballage en cette matière.

Le sac plastique flexible est un format qui se développe. C'est pourtant le moins bon du point de vue de sa technologie : transparent, la lumière y pénètre et oxyde donc aisément le lait… ce qui lui donne un goût de carton. Par ailleurs, ces sacs se manipulent moins bien que les contenants rigides et ne peuvent se refermer après ouverture, les rendant plus vulnérables.

Pour tous ces contenants, sachez que le risque infectieux peut être évité en respectant les précautions suivantes : les conserver au réfrigérateur, éliminer tous les produits préalablement ouverts, faire bouillir le liquide en cas de doute et ne jamais dépasser le délai maximal de soixante-douze heures après ouverture.

En revanche, plusieurs interrogations sont liées aux questions de santé publique des emballages. Nous en reparlerons plus loin.

L'eau du robinet, un rapport qualité/prix idéal

L'origine de l'eau est assez variée : eau de source, de fleuve, de rivière, de lac, d'étang, de forage, de puits... Pour notre consommation quotidienne, nous avons la possibilité de boire l'eau du robinet, eau de distribution urbaine ou rurale qui a subi une épuration et une stérilisation, donc une eau « propre », ou de boire de l'eau embouteillée disponible dans le commerce.

L'appellation « eau potable » est accordée selon des exigences chimiques et biologiques sévères qui évoluent avec l'avancée de nos connaissances, puisque, par exemple, le problème des nitrates posé il y a quelques années a nécessité une réglementation particulière. En effet, provenant des nappes phréatiques, cette eau est traitée de façon à éliminer toutes les traces de pollution qui peuvent la souiller ainsi que les éléments bactériologiques susceptibles de nous contaminer. De plus, la composition des eaux change d'une région à l'autre en raison des différences de minéralisation. De fait, leur goût est fonction de leur richesse en minéraux, laquelle permet de les distinguer d'un bassin à un autre. Ainsi, l'élément le plus important concernant cette minéralisation s'appelle la « dureté ».

La dureté de l'eau est liée aux quantités de sel, de calcium et de magnésium qu'elle contient, qui dépendent de la nature des terrains traversés et varient au cours de l'année de façon naturelle. On les mesure avec le titre hydrotimétrique (th), grandeur souvent exprimée en degrés français : un degré français équivalant à 10 mg par litre de carbonate de calcium. Ainsi, plus l'eau est riche en calcium, plus elle est dure. Dans le langage courant, on dit aussi qu'elle est « calcaire », adjectif plus adapté au consommateur. Comme la réglementation ne prévoit pas de seuil maximal et que les eaux très dures (au-delà de 30 degrés) favorisent la formation de tartre, alors que les très douces provoquent des phénomènes de corrosion, il est admis qu'une dureté entre 15 et 20 degrés semble idéale.

Pour indication, en Île-de-France, l'eau du robinet contient environ 90 mg de calcium par litre, ce qui en fait une eau dans la moyenne des teneurs en calcium de toutes les eaux minérales. Les écologistes s'inquiétant régulièrement qu'on utilise des pesticides pour les traiter, c'est l'un des facteurs à surveiller dans les années à venir, qui concernera autant les eaux « du robinet » que celles embouteillées, fussent-elles minérales.

Le prix de l'eau du robinet est étonnant : elle est, en effet, vendue cent fois moins cher que les eaux embouteillées du commerce. Sa « différence santé » par rapport aux eaux minérales lui confère donc un rapport qualité/prix en faveur de sa consommation.

Les eaux en bouteille : problème d'emballage

Les eaux embouteillées sont des produits relativement purs, subissant de faibles manipulations. Toutefois, il ne faut jamais oublier qu'elles ont une durée de vie limitée, et que, passé une certaine date, leur goût peut changer. La meilleure conservation pour ces produits se fait donc à l'ombre et à une température n'excédant pas 12 °C.

Parmi ces eaux en bouteille, on trouve les eaux de source, qui viennent d'une source répertoriée et sont directement embouteillées après examen. Ce sont simplement des eaux « de pluie » recueillies, puis vérifiées bactériologiquement après leur passage au travers des roches ou de différentes nappes phréatiques.

Les eaux minérales, qui contiennent des minéraux comme leur nom l'indique, sont réputées pour leurs propriétés thérapeutiques. C'est la raison pour laquelle les publicités qui les vantent nous indiquent souvent des vertus dont on ne ressent pas forcément les effets sur l'organisme.

Les eaux gazeuses, elles, sont issues d'une source naturellement gazeuse, comme la législation l'y oblige, et peuvent être « regazéifiées ». En revanche, les eaux gazéifiées, nécessitant une autorisation de fabrication, sont des eaux potables, rendues gazeuses par addition d'un gaz pur. Quant aux eaux aromatisées, ce sont des boissons additionnées de substances aromatisantes, avec ajout de sucre ou de gaz ou non.

Toutes ces eaux, comme les autres boissons, y compris le lait déjà évoqué, connaissent une problématique de santé liée à leurs emballages et en premier lieu à l'aluminium.

L'aluminium, fonctionnel mais dangereux...

L'aluminium est un métal présent dans la croûte terrestre, que l'on retrouve dans l'air, l'eau, la terre et les roches, et auquel nous sommes naturellement exposés. Élément le plus abondant après l'oxygène et le silicium, il n'existe pas à l'état pur, car il est obtenu à partir de la bauxite, une roche sédimentaire.

Utilisé industriellement, il se retrouve dans nos aliments, nos cosmétiques, nos médicaments, et même, plus surprenant… dans nos vaccins ! Pourtant, l'aluminium n'apporte rien à l'organisme, lui qui s'accumule dans le cerveau au point que certains scientifiques le mettent en cause dans plusieurs pathologies, notamment la maladie d'Alzheimer.

L'aluminium est pratique dans l'emballage alimentaire, car il tolère différentes températures. Par conséquent, il convient aussi bien aux aliments qui ont besoin d'être surgelés, grillés, cuits que simplement conservés au frais, comme les canettes de boissons. Certains récipients sont suffisamment robustes pour contenir des quantités importantes, tout en conservant la légèreté qui caractérise ce matériau. Ainsi, on retrouve l'aluminium dans différents types d'emballages alimentaires comme les boîtes de conserve, les canettes de soda et les boîtes Tetra Pack du lait.

Comme pour les ustensiles, l'aluminium présent dans les emballages alimentaires peut migrer vers les aliments, surtout lorsque ces derniers sont chauffés ou s'il s'agit d'aliments acides. Préférez-lui les bocaux en verre pour la conservation de ces aliments. Et pour les canettes de soda, pensez à vérifier la date limite d'utilisation optimale (DLUO), car plus le liquide reste dans la canette, plus le risque de contamination est élevé. Et je ne peux que vous recommander de ne pas boire... directement à la canette !

L'aluminium peut aussi contaminer les aliments cuits en papillotes dans du papier aluminium. L'ajout de citron ou de vin blanc à vos poissons en papillotes est, en outre, à éviter si vous l'utilisez. Ou remplacez-le par du papier sulfurisé !

Pour les boissons, les risques bactériologiques sont relativement faibles, à moins d'avoir vraiment une conservation de très mauvaise qualité. Ce sont les variations de goût qui peuvent être, elles, beaucoup plus importantes.

Les emballages plastique et carton

Les plastiques d'emballages sont fabriqués en grande partie à base de pétrole additionné à d'autres produits chimiques, technique qui garantit certaines qualités : rigidité, souplesse, couleur, etc. Dans certaines conditions, par l'action de la chaleur ou par dégradation naturelle notamment, ces produits chimiques peuvent pénétrer dans les aliments et être consommés par l'homme : ce qui est une source d'inquiétude compte tenu des connaissances qui se développent sur ce terrain.

Si les emballages les plus sûrs restent le verre et la porcelaine, abandonnés pour des raisons évidentes de simplification du transport et du stockage (sans compter bien entendu le prix), une forte pression sociétale est exercée aujourd'hui pour créer des « plastiques recyclables ». Il faut cependant garder en tête que nous n'avons actuellement aucun recul sur le risque qu'ils pourraient faire porter au consommateur, selon l'utilisation qui en aurait été faite lors de leur premier cycle de vie. Il est déjà difficile de connaître les dangers associés aux plastiques neufs... alors imaginez !

Boire sans danger, les consignes de sécurité

Les contenants de l'eau et du lait, au même titre que tous les emballages, peuvent être perméables à des contaminations provenant de l'environnement (encre utilisée sur la surface externe, odeurs du lieu de stockage). De façon générale, la migration augmente avec la durée et la température de stockage. La première consigne à respecter est de ne mettre aucun plastique au four à micro-ondes, car combiner ces deux éléments permet aux composés toxiques de migrer. Il faut que vous sachiez que, plus la chaleur est intense, plus cela favorise la migration : le soleil ou les pièces trop chaudes sont à bannir pour conserver les bouteilles et packs de lait ou d'eau. La seconde consigne est de ne pas utiliser d'emballages plastique usés ou dégradés.

Si ces instructions sont respectées, et malgré les descriptions qui sont faites plus haut, le risque reste assez faible. Rien ne vous empêche, bien sûr, de privilégier les emballages en verre, en porcelaine, voire en Inox. Une prudence prioritaire dès que cela concerne les enfants.

Décrypter le codage des emballages

Le législateur a mis en place un codage des différents emballages plastique afin de repérer les substances contenues précisément dans chacun d'eux. Il en existe sept, que vous ne connaissez sans doute pas tous et dont vous ignorez vraisemblablement ce qu'ils signifient. Décryptage.

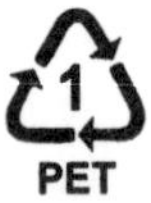

Code 1 (PETE ou PET) : polyéthylène téréphtalate.

Utilisation : bouteilles d'eau minérale, d'eau gazeuse, d'huile de cuisine et de jus de fruits, emballages jetables de toutes sortes (boîtes pour salades, plateaux de présentation), emballages résistant au four, emballages de cosmétiques.

Avantages : transparent, résistant aux chocs, faible poids, imperméabilité à l'eau, au gaz, aux arômes.

Danger : potentiellement cancérigène[1].

1. Caractérise une substance qui favorise le développement d'un cancer.

Code 2 (PEHD) : polyéthylène de haute densité.

Utilisation : bouteilles de lait, boîtes alimentaires rigides, flacons pour cosmétiques ou produits d'entretien, bouchons vissés, jouets, etc.

Avantages : opaque ou translucide, rigide, résistant aux chocs, imperméable aux corps gras et étanches aux produits chimiques.

Code 3 (PVC ou V) : polychlorure de vinyle.

Utilisation : rarement utilisé dans les boîtes alimentaires ou films alimentaires.

Danger : contient des phtalates et parfois du bisphénol A.

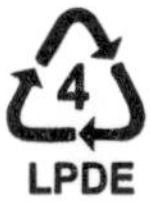

Code 4 (LDPE, PEBD) : polyéthylène basse densité.

Utilisation : emballages d'aliments congelés ou de pain, sacs de supermarché, sacs à congélation, barquettes, films alimentaires, sacs-poubelle, tasses et bols jetables pour boissons chaudes.

Code 5 (PP) : polypropylène.

Utilisation : objets en plastique dur, gobelets et tasses en plastique, bouchons de bouteille, gourdes, barquettes (beurre, margarine), pots de yaourt, biberons.

Danger : peut contenir du bisphénol A, non recyclable en dehors de l'industrie.

Code 6 (PS) : polystyrène.

Utilisation : couverts jetables et gobelets, emballages de produits laitiers (yaourts, barquettes), emballages pour les œufs.

Danger : contient du styrène, qui est potentiellement cancérogène[1] et considéré comme toxique pour le cerveau et le système nerveux

1. Caractérise une substance qui favorise l'apparition d'un cancer.

chez les personnes exposées à long terme à cette substance. Des effets indésirables sur les globules rouges, le foie, les reins et l'estomac ont été relevés.

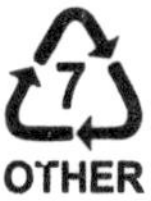

Code 7 : autres, habituellement du polycarbonate ou du bisphénol A.

Utilisation : récipients alimentaires (bouteilles de ketchup), biberons, bouteilles en plastique de 20 litres, gourdes, gobelets rigides. Les bouteilles contenant du bisphénol A sont habituellement rigides, translucides et colorées.

Danger : polycarbonate qui peut libérer des traces de bisphénol A dans les aliments.

15

Les aliments en conserve

La conservation des aliments vise à préserver leur comestibilité et leurs propriétés gustatives et nutritives. Elle implique notamment d'empêcher la croissance des micro-organismes et de retarder l'oxydation des graisses qui provoquent le rancissement. Et pour cause : n'oublions jamais que les aliments sont des denrées périssables !

Les micro-organismes sont des êtres vivants que l'on voit seulement au microscope : bactéries, virus, champignons microscopiques, protozoaires, etc. Des êtres vivants abondants qui se rencontrent dans tous les milieux, donc… dans tous les aliments ! Parmi eux, certains sont susceptibles de provoquer des infections alimentaires, comme les salmonelles et la *Listeria*, que nous avons déjà décrites. D'autres sont encore plus dangereux, car ils libèrent des toxines, c'est le cas par exemple de la toxine botulique, responsable du botulisme. Moindre mal – bien que fort désagréables quand même –, certains micro-organismes comme les moisissures, qui altèrent parfois l'aspect, l'odeur ou le goût des aliments, peuvent surtout provoquer des symptômes alimentaires gastro-intestinaux. Bien entendu, tout dépend de la violence du microbe concerné, de la dose et également de la résistance de la personne atteinte : les enfants, les personnes âgées, les malades ou les femmes enceintes sont plus fragiles que les autres. Mais il faut savoir où l'on met sa fourchette.

Plus de 80 milliards de boîtes de conserve produites chaque année

On l'a vu en début d'ouvrage, il existe plusieurs techniques pour conserver les aliments : la réfrigération, car le froid arrête ou ralentit les activités cellulaires ; la congélation, ce qui ralentit et stoppe les activités microbiennes ou enzymatiques en raison d'une diminution importante de l'eau disponible ; et la conservation par la chaleur, qui se fait selon plusieurs méthodes, pasteurisation, stérilisation, appertisation ou UHT.

La conserve reste aujourd'hui le premier support de conservation des aliments. À tel point que plus de 80 milliards de boîtes sont produites chaque année dans le monde. Sa qualité première est d'assurer la conservation des aliments sans avoir besoin d'ajouter d'ingrédients. Mais une double problématique la concerne : comment limiter la prolifération des micro-organismes et de quelle manière assurer que la nature des emballages utilisés ne présente pas de risques pour le consommateur.

Nicolas Appert inventa cette technique (qu'on appelle naturellement « l'appertisation ») de façon un peu empirique, en associant un emballage étanche et un traitement par la chaleur. C'était en 1795. Par la suite, les Anglais ont eu l'idée de remplacer les bocaux de terre qu'utilisait le chercheur français par des contenants en fer-blanc qui ont donné naissance à la fameuse boîte de conserve. Aujourd'hui, 99,7 % des Français achètent des conserves, au point d'en consommer environ 50 kg par habitant chaque année. On en produit, en France, quasiment 3 milliards !

La plupart du temps en aluminium et en acier, la boîte de conserve est un produit monomatériau, ce qui la rend facilement recyclable et donc plutôt favorable à l'environnement. Triées parmi les déchets ménagers, un très grand nombre de ces boîtes seront fondues ensuite pour être réutilisées.

Si on a recouru pendant longtemps à du bisphénol pour leur revêtement intérieur, celui-ci est totalement interdit en France depuis 2015. Il était pourtant utile, car il offrait une meilleure conservation, notamment gustative, et permettait aux boîtes de résister aux aliments « agressifs », empêchant ainsi au métal d'entrer en contact avec les denrées.

Aujourd'hui, pour les enfants surtout, on préfère utiliser des vernis. Hélas, les tests les concernant ne sont pas terminés et on ne connaît pas leur comportement à long terme. Une nouvelle méthode américaine, à base de résines, est en cours d'expérimentation ; elle présenterait un avantage écologique indéniable.

Le botulisme, un risque exceptionnel mais bien réel

La mise en œuvre de la conserve nécessite un certain nombre d'opérations à réaliser en un temps record pour en garantir la sécurité. Les conservateurs sont donc souvent installés à proximité des vergers, des champs ou des ports, afin de garantir une fraîcheur de première qualité. Les produits sont lavés, calibrés et inspectés soigneusement, puis ils sont blanchis ou subissent une précuisson, avant d'être préparés au conditionnement en boîte métal (parfois dans une marinade). Les récipients sont ensuite sertis et fermés, avant de subir un traitement thermique à une température supérieure à 100 °C, puis refroidis. La conserve est alors prête à la consommation !

Quels risques ?

Si toutes les étapes de fabrication sont respectées, les risques (essentiellement d'ordre infectieux) liés à l'utilisation des conserves sont très faibles.

La maladie la plus grave, le botulisme, reste rare, voire exceptionnelle (on en dénombre une vingtaine de cas en France chaque année). Elle est due à l'ingestion d'une toxine produite par la bactérie *Clostridium botulinum*, qui a la particularité de se développer dans un environnement dépourvu d'oxygène et au sein de milieux peu acides. Si on retrouve cette bactérie plus fréquemment dans la fabrication artisanale, il arrive que les conserves du commerce soient contaminées (ce sont généralement les légumes, les poissons comme le thon en boîte, ou encore les produits carnés comme le jambon, le poulet ou les saucisses qui se voient les plus touchés). En cause, un défaut de stérilisation pur et simple.

Les symptômes du botulisme sont une atteinte oculaire, une sécheresse de la bouche accompagnée d'un défaut de déglutition, voire d'élocution, et une faiblesse musculaire qui peut aller jusqu'à la paralysie (voilà pourquoi la toxine botulique est utilisée, aujourd'hui, en médecine esthétique). Lorsque la maladie est prise suffisamment tôt et malgré une convalescence longue, la plupart des patients guérissent sans séquelles. Il existe un vaccin, mais il présente des effets secondaires et n'est réservé qu'à certaines personnes.

On ne compte que 5 à 10 % de cas mortels, proportion qui, rapportée au taux d'incidence du botulisme, montre un risque vraiment minime. Pas de panique, donc.

Conseils *and Co.*

Pour se prémunir de tout risque d'infection, quelques consignes suffisent. D'abord, les conserves se rangent à température ambiante (on évite les températures supérieures à 18 °C), au réfrigérateur ou dans des atmosphères rafraîchies.

Avant de les ouvrir, on vérifie qu'aucun contact avec de l'air n'a pu permettre une infestation à l'intérieur ; le gonflement de la boîte est l'indicateur d'une fermentation (ce qui ne serait pas grave) ou d'un passage d'air : dans ce cas, il faut la jeter absolument.

Par souci de sécurité, on élimine aussi l'eau utilisée pour la conserve de l'aliment.

16

Au bonheur des poissons ?

Depuis toujours, les produits de la pêche tiennent une place importante dans l'alimentation humaine, particulièrement pour ceux qui vivent près des côtes. En France, la consommation de poisson est très majoritairement issue de la pêche, à 70 %, et à 30 % de l'aquaculture[1], avec une moyenne de 34 kg de poisson consommés par an et par habitant, soit 90 g par jour. Cette moyenne reste disparate en pratique, car on voit que cette consommation varie selon le lieu d'habitation, les habitudes, mais également le goût (l'odeur et la présence d'arêtes peuvent déplaire) comme le pouvoir d'achat : le prix moyen du poisson frais atteignant en moyenne

1. Source : France Filière Pêche (FFP).

18,20 €/kg, il n'est pas à la portée de toutes les bourses.

Poissons gras, poissons osseux, poissons d'eau douce...

On appelle « produit de la pêche » tout produit d'origine animale que l'homme récolte ou cultive (aqua ou pisciculture) en milieu aquatique. Ce groupe hétérogène se compose des poissons de mer ou d'eau douce comme des fruits de mer (traités au chapitre suivant).

On peut classer les poissons selon qu'ils sont osseux (la plupart) ou cartilagineux (raie, roussette), selon leur milieu de vie (d'eau douce, d'eau de mer ou mixte, comme le saumon qui naît en rivière et vit en mer), mais également selon leur teneur en lipides.

On détermine trois catégories : les poissons maigres (moins de 3 % de lipides), demi-gras (entre 3 % et 10 % de lipides) et gras (supérieur à 10 % de lipides). Cette teneur est susceptible de varier pour un même animal selon le cycle de reproduction, la saison et le type d'alimentation (en élevage surtout), mais reste, dans la moyenne, inférieure aux viandes. Toutefois, il est faux d'affirmer que le plus gras des poissons reste moins gras que la moins grasse des viandes : il existe des viandes à moins de 5 % de lipides, alors que l'anguille atteint 30 % de lipides. Ceci écrit, la chair de poisson contenant en moyenne 75 % d'eau, ses valeurs énergétiques sont *grosso modo* inférieures aux viandes.

C'est principalement sur la nature de ces lipides que se fait la différence. En effet, 70 % d'entre eux se présentent sous forme d'acides gras insaturés. Dans les poissons gras, les oméga-3 sous forme d'acide eicosapentaénoïque (EPA) et d'acide docosahexaénoïque (DHA) sont remarquables (nous y reviendrons avec le cas particulier du saumon).

Une multitude de bénéfices

Les poissons sont une source de protéines d'excellente qualité avec une moyenne légèrement supérieure aux viandes (19 %). Ceux d'élevage, qui ont peu de place pour se mouvoir et ainsi développent moins leur masse musculaire, sont les moins riches en protéines. Les poissons gras en sont les plus riches. La qualité de ces protéines reste supérieure sur les poissons osseux et moindre chez les cartilagineux.

On note la présence, en proportions remarquables, de certains acides aminés, notamment la lysine, qui favorise la croissance, et l'histidine, essentielle pour les enfants.

À l'opposé des viandes, les poissons présentent des fibres musculaires courtes, organisées en lamelles, et ne possèdent pas de tendons : ce taux de tissu conjonctif faible explique la fragilité de sa chair à la cuisson, mais permet une meilleure digestibilité.

Côté micronutriments, le taux de calcium est remarquable si l'on consomme les arêtes (sardines en conserve, notamment). On note également la présence de magnésium, de soufre de potassium et de sodium (80 mg/100 g pour les poissons de mer).

Le fer, bien qu'inférieur aux viandes rouges, est tout de même bien représenté avec 1 mg/100 g et trois fois plus élevé dans les muscles rouges (thon rouge, notamment) ; le fluor (intéressant, car peu présent dans l'alimentation), mais également l'iode, le sélénium et le zinc ne manquent pas.

La chair des poissons gras et le foie des poissons maigres (foie de morue et son huile) présentent de la vitamine A, sous forme de rétinol, mais également de la vitamine D. Les teneurs en vitamines du groupe B sont, en outre, intéressantes. Cependant, ils contiennent (surtout la carpe et le hareng) une antivitamine B1, la thiaminase, qui, fort heureusement, est détruite par la cuisson : évitez toutefois la consommation trop fréquente de poisson cru.

Gare à la contamination et aux intoxications

La chair des poissons est particulièrement propice au développement bactérien. Selon la qualité sanitaire de l'environnement et de l'eau, selon la température de l'eau, sa teneur en sel, la proximité des habitations, la qualité et l'origine des aliments consommés aussi, on peut craindre des infections. Principalement celles des entérobactéries (salmonelles, *E. coli*, *Clostridium botulinum*), hôtes normaux du tube digestif des poissons, susceptibles de migrer dans la chair. L'élevage intensif accentue leur propagation et oblige les éleveurs à donner des antibiotiques aux animaux.

Pour limiter cette contamination, les poissons sont soumis le plus rapidement possible, après leur capture, à l'action du froid entre 0 °C et +2 °C grâce à une réfrigération sous glace. La durée des pêches industrielles étant de douze à quatorze jours, cette conservation est aussi indispensable que l'éviscération. Actuellement, les bateaux-usines sont équipés de façon à limiter au maximum le temps entre la capture et la réfrigération ou la congélation.

Attention, vous savez qu'il ne faut jamais recongeler un produit décongelé : soyez très vigilant, certains poissons du rayon frais portent une étiquette en petits caractères indiquant « produit décongelé ».

Les poissons sont également susceptibles d'être contaminés par des parasites. Les plus fréquents sont les nématodes, dont l'*Anisakis*, responsable de l'anisakiase, une maladie parasitaire de l'intestin et de l'estomac très répandue au Japon en raison de la consommation régulière de sushis ; ces parasites étant transmis par des poissons crus, juste fumés, marinés ou peu cuits.

Les poissons les plus à risque sont les plus vieux (plus gros), les gros prédateurs et les poissons gras. Un contrôle visuel des produits de la pêche en vue de la recherche des parasites doit donc être assuré. La congélation à -20 °C pendant vingt-quatre heures permet également de détruire ceux-ci.

En France, les intoxications à l'histamine sont les premières toxi-infections liées aux produits de la mer. Après la mort du poisson, certaines bactéries transforment l'histidine (un acide aminé très présent chez certaines espèces) en histamine provoquant, quelques minutes à quelques heures après la consommation, les symptômes d'une réaction allergique : rougeurs, démangeaisons, œdèmes, sensation de brûlure dans la gorge et la bouche. Qui peuvent se poursuivre avec des maux de tête, des palpitations et des troubles digestifs. Les poissons les plus riches en histidine sont le thon, le maquereau, la sardine, le hareng, l'anchois et l'espadon.

Il faut par ailleurs noter des contaminations possibles par des biotoxines marines responsables d'empoisonnements, avec plus de quatre cents espèces de poissons dangereux répertoriées, principalement dans les mers tropicales. Ces toxines étant souvent thermostables, on évitera la consommation d'espèces inconnues.

La question environnementale

La contamination des poissons par des polluants pose le problème plus large de la pollution environnementale.

Le mercure, d'abord, est susceptible de se retrouver dans leur chair. Naturellement présent dans l'environnement et rejeté par des activités humaines, il apparaît sous forme de méthylmercure, qui peut se concentrer très fortement dans le milieu aquatique et augmenter au fil de la chaîne alimentaire. On retrouve un maximum de mercure chez les grands poissons prédateurs (qui se nourrissent eux-mêmes de poissons, comme les requins, espadons ou thons) ou ceux à chair grasse. Les poissons d'élevage semblent tirer leur épingle du jeu, avec des teneurs inférieures.

Les hydrocarbures dont le PCB (polychlorobiphényles) persistent, eux aussi, dans l'environnement. Ils se concentrent donc dans les lipides du poisson et principalement ceux d'eau douce.

On peut également retrouver des traces de pesticides, de résidus de médicaments vétérinaires (produits agricoles), de détergents, de désinfectants...

Par ailleurs, la pêche intensive a largement diminué les ressources halieutiques. Cette surpêche engendre un endommagement des fonds marins et un épuisement d'espèces pêchées avant d'avoir pu se reproduire. De nombreuses variétés de poissons sont ainsi menacées. Pour y remédier, il existe des TAC (totaux admissibles de captures) émis par la Commission européenne et qui définissent la quantité maximale à pêcher pour une espèce, sur une zone et une période données. Les entreprises ou navires sont ainsi soumis à des quotas avec un permis annuel et des contrôles réguliers.

Un label de pêche durable a, du reste, été mis en place par le Stewardship Council, organisation à but non lucratif. Nous ne pouvons donc que vous encourager à suivre les labels ASC (Aquaculture Stewardship Council pour une aquaculture durable) et MSC (Marine Stewardship Council pour une pêche durable).

Des antibiotiques dans les poissons d'élevage ?

Pour faire face aux quotas de pêche, l'élevage se développe et prend une place de plus en plus importante dans la production mondiale (30 %), notamment pour le bar, le saumon, le turbot, le thon, la dorade et le cabillaud. Les poissons sont élevés dans de véritables fermes marines en eau de mer (aquaculture) ou en eau douce (pisciculture) selon trois niveaux. *Primo*, un élevage extensif pour lequel ils s'alimentent avec les ressources naturelles du bassin. *Secundo*, un élevage semi-intensif qui, en plus des conditions de l'élevage extensif, permet un ajout de compléments. *Tertio*, un élevage intensif qui maîtrise totalement les processus de croissance et de reproduction. L'alimentation s'y fait à base de farines végétales, d'huiles végétales, d'autres poissons, de végétaux et de compléments en vitamines et minéraux.

Attention, un apport excessif de lipides dans leur alimentation entraîne un engraissement des poissons et une augmentation des oméga-6 aux dépens des oméga-3, ce qui va à l'encontre des recommandations nutritionnelles saines. La présence d'antibiotiques pouvant entraîner une antibiorésistance est également évoquée.

Il existe heureusement des chartes de qualité (traçabilité, fraîcheur, respect du poisson) comme la « Charte qualité – Aquaculture de nos régions », Label Rouge, AB (eau renouvelée, pas de manipulations génétiques, pas de farines ou huiles animales, farines bio sans colorant de synthèse, densité d'élevage inférieure, cycle de croissance allongé). Vous pouvez vous y fier sans crainte.

Mangez du poisson !

Les poissons sont une source protidique de bonne qualité à inclure dans les une à deux portions de viande, poisson ou œuf conseillées par jour. Selon les recommandations de l'Anses, les poissons devraient être consommés deux fois par semaine (dont une fois du poisson gras). Leur faible teneur en collagène rend leur digestibilité stomacale supérieure à celle des viandes, et ils sont facilement recommandables aux sujets fragiles souffrant de certaines pathologies du tube digestif (à condition d'une cuisson suffisante et hors poissons gras). La mastication est, en outre, facilitée par la structure du tissu musculaire, ce qui est intéressant pour les enfants et les personnes âgées, en veillant toutefois à sélectionner un produit de qualité sans arêtes.

Dans le cadre d'une alimentation équilibrée, variez les espèces et les lieux d'approvisionnement (sauvage, élevage, lieux de pêche) afin de ne pas être exposé aux mêmes toxiques et d'éviter une éventuelle surdose.

Pour les femmes enceintes, on ne dépassera pas 150 g par semaine, et 60 g pour les enfants en bas âge. On tiendra compte, lors de la diversification alimentaire, d'un potentiel allergisant plus fort que les viandes.

Par ailleurs, on limite les préparations en sauce, panure, friture et on reste vigilant sur les produits emballés qui proposent une cuisson directe au four à micro-ondes ou au court-bouillon : lors de cette cuisson, des molécules comme le bisphénol, potentiellement présent dans le plastique, pourraient migrer dans la chair !

Pour des raisons sanitaires, veillez à bien choisir votre poisson frais, qui devra présenter les aspects suivants :

– les ouïes doivent être humides, brillantes et rouge vif ;

– les yeux, pleins et brillants ;

– la peau doit être luisante, nacrée, tendue et adhérer à la chair, et les écailles doivent être adhérentes, brillantes et intactes ;

– la chair doit être ferme et élastique, elle ne doit pas être tachée ni retenir l'empreinte des doigts et se séparer facilement des arêtes ;

– le ventre ne doit être ni gonflé ni terne ;

– l'odeur doit être douce et agréable (une forte odeur de poisson indique un manque de fraîcheur).

On veillera à une cuisson suffisante (60 °C au minimum) à cœur ou à une congélation à -20 °C pendant plus de vingt-quatre heures avant consommation crue.

Le cas particulier du saumon

Le saumon est le poisson préféré des Français, apprécié pour sa chair colorée et savoureuse. Son nom désigne plusieurs espèces, du genre *Oncorhyncus* (saumon sauvage de l'océan Pacifique) ainsi que *Salmo salar*, le saumon atlantique, qui est le plus consommé en Europe.

D'un point de vue nutritionnel, le saumon se classe parmi les poissons gras. Ces poissons peuvent être plutôt sédentaires (poissons d'élevage) ou migrateurs (poissons sauvages). Dans les deux cas, il s'agit d'une source de protéines animales d'excellente qualité, puisqu'ils contiennent en moyenne 20 % de protéines lorsqu'ils sont d'élevage et jusqu'à 22 % lorsqu'ils sont sauvages. Côté minéraux et vitamines, ils apportent en quantités intéressantes du magnésium, du fer, du phosphore, de la vitamine B12, D et A.

La différence entre saumon sauvage et d'élevage s'observe essentiellement quant à leur teneur en lipides : de 9 % (sauvage) à 13 % (élevage). Les poissons d'élevage se démarquent ainsi par un surplus de graisse dans la peau et juste en dessous, ce qui témoigne d'un engraissement. Ces lipides sont constitués essentiellement d'acides gras insaturés (70 %), dont les fameux oméga-3 sous forme d'EPA et de DHA directement utilisables par l'organisme. Leur consommation entraîne une diminution des lipides sanguins (hypotriglycéridémiants). Ils agissent aussi dans la prévention du développement des plaques d'athérome, permettent de fluidifier le sang, diminuent la pression artérielle, etc. Ils pourraient également réduire le risque de démences, principalement sous l'action du DHA, qui joue un rôle essentiel dans le fonctionnement du cerveau.

Le taux d'oméga-3 des saumons d'élevage serait toutefois en baisse en raison de leur alimentation. Mais en choisissant des saumons d'élevage labellisés, nourris avec une alimentation à base d'huiles végétales, le pourcentage d'acides gras oméga-3 se rapproche de celui des saumons sauvages.

N'ayez plus peur du saumon

Selon certains chercheurs, la consommation de saumons d'élevage constituerait un risque important pour la santé en raison du taux élevé de polluants qu'ils contiendraient.

Le saumon est, en effet, susceptible de contenir des métaux lourds et, dans des proportions encore plus importantes, il est particulièrement exposé aux dioxines, PCB et pesticides. Ces polluants organiques persistants sont des substances liées à l'activité humaine peu biodégradables qui se retrouvent dans l'environnement (notamment l'eau dans laquelle vivent les poissons) et peuvent s'accumuler dans les tissus des humains et des animaux. Ces polluants sont également liés à certains traitements dans les élevages (comme les insecticides servant à traiter les épidémies de poux de mer…). On les retrouve majoritairement dans les tissus gras, ce qui fait que ce poisson est principalement touché. Plusieurs de ces molécules sont considérées comme cancérigènes et d'autres pourraient empêcher certaines hormones de faire leur travail correctement.

Pourtant, une étude effectuée en 2014 a analysé l'effet, chez cinquante-six patients, de la consommation de 380 g par semaine de saumon de l'Atlantique d'élevage ou de 60 g par semaine d'huile de saumon de l'Atlantique d'élevage. Même après trente semaines, aucun effet significatif sur la concentration en polluants organiques persistants (POP) ou en mercure dans le sang ou le tissu adipeux des participants n'a été observé.

En outre, depuis 2001, la réglementation européenne impose des contrôles sur les teneurs en PCB et dioxines des poissons mis sur le marché. On peut donc manger du saumon sauvage comme du saumon d'élevage, car, si on trouve plus de mercure dans le premier, il y a plus de pesticides dans le second. En enlevant la peau et la graisse sous-cutanée, on réduit déjà les doses !

En réalité, les bienfaits cardio-vasculaires de la consommation des oméga-3 apportés par le saumon sont nettement supérieurs aux dangers potentiellement liés aux contaminants.

Inutile donc de supprimer ce poisson de son alimentation : il suffit d'enlever la peau et la graisse sous-cutanée. Veillez, bien sûr, réécrivons-le, à varier les espèces et les lieux d'approvisionnement (sauvage, élevage, lieux de pêche) afin de ne pas être exposé aux mêmes toxiques. Les femmes enceintes et les jeunes enfants, eux, doivent les consommer plus raisonnablement.

Enfin, privilégiez le saumon frais et limitez à une consommation plus festive les produits fumés, source de sel et d'hydrocarbures aromatiques polycycliques (HAP) liés au fumage dont on connaît le potentiel cancérogène.

17

Les fruits de mer en toute sécurité

En parallèle à la consommation de poissons, les fruits de mer sont un mets raffiné et intéressant d'un point de vue nutritionnel. On regroupe sous ce terme les mollusques et crustacés.

Une multitude de produits pas si chers

Les mollusques sont des animaux invertébrés au corps mou. Ils peuvent être sans coquille (céphalopodes) comme l'encornet/calmar/calamar/chipiron, la seiche, le poulpe et la petite pieuvre ; ou avec coquille, que l'on appelle alors « coquillages », avec une seule coquille (les gastéropodes comme l'ormeau, la patelle/bernique, le bigorneau/vigneau et le bulot) ou avec une coquille à deux valves (moule, coque, palourde/clovisse, coquille Saint-Jacques, huître, pétoncle, praire, couteau, vanneau ou clam).

Les crustacés sont des animaux aquatiques invertébrés dont le corps est recouvert d'une carapace dure qui tombe lors de la mue – pour permettre à l'animal de grandir – et repousse aussitôt. La plupart des crustacés vivent dans la mer : crabe, tourteau, crevette rose, homard, langouste, langoustine, araignée de mer, étrille. Cependant, l'écrevisse et quelques espèces de crevettes (comme la grise) et de crabes vivent également en eau douce.

Si l'on ne vit pas proche des côtes et principalement, en France, sur la côte Atlantique, la consommation de ces produits reste assez festive et occasionnelle. Pourtant, en pleine saison, certains produits restent peu onéreux et leurs qualités nutritionnelles sont indéniables.

Mollusques et crustacés, le plein de qualités nutritionnelles

Les mollusques se démarquent par leur teneur en protéines (15 %) légèrement plus faible que les crustacés et que la moyenne des poissons (19 %). Toutefois, ces produits représentent des sources de protéines intéressantes et de bonne qualité.

Crustacés comme mollusques sont particulièrement maigres (1,5 % de lipides en moyenne) et contiennent une majorité d'acides gras insaturés : un profil lipidique particulièrement avantageux. Ils ont cependant une teneur non négligeable en cholestérol (80 à 100 mg/100 g) pour les mollusques et jusqu'à 100 mg/100 g pour les crustacés (principalement dans la tête). Mais le plus important reste de surveiller la consommation de mayonnaise et de beurre qui les accompagnent !

Les fruits de mer se démarquent également par leur richesse minérale : ils sont bien pourvus en fer, magnésium, calcium, sodium, et pour les oligoéléments en iode, sélénium, zinc, cuivre et fluor. La teneur en sodium nécessite de contrôler leur consommation lors de régimes hyposodés stricts. En dehors de ces régimes, il est conseillé de saler l'eau de cuisson afin d'éviter la fuite d'éléments hydrosolubles entraînés dans celle-ci en même temps que le sel. Pour les vitamines enfin, B12 est particulièrement intéressante, et chez les crustacés également B6 et B9.

Toxi-infections et contre-indications

Les fruits de mer s'altèrent très vite, plus vite même que les poissons, en raison d'un fort pourcentage d'eau (plus de 80 %), mais également de substrats protéiques libres et favorables au développement bactérien. La chair de crustacés morts est rapidement périssable et génératrice de composés désagréables à odeur putride. C'est pourquoi ils sont conservés vivants ou congelés crus ou cuits, et entreposés entre 0 °C et 2 °C sur de la glace.

Certains coquillages (bigorneaux et huîtres) contiennent environ 5 % de glucides sous forme de glycogène. C'est pourquoi, si leur conservation est incorrecte, ils pourront subir une fermentation responsable d'un abaissement du pH. Pour éviter ce phénomène, ils doivent être maintenus vivants entre 5 et 15 °C et faire l'objet de critères microbiologiques réglementaires pour être reconnus propres à la consommation.

Afin d'éviter les toxi-infections, on sera particulièrement vigilant sur le lieu d'achat choisi et les conditions de stockage.

Les coquillages filtrent en moyenne 5 litres d'eau de mer par heure, donc concentrent des substances toxiques telles que des métaux lourds et des pesticides. Mais ils peuvent aussi retenir les virus de la poliomyélite et de l'hépatite A ainsi que des bactéries pathogènes responsables de typhoïde et de gastro-entérites, tous présents dans des eaux polluées.

Un contrôle sanitaire strict est donc là encore en place. Mais mieux vaut être très vigilant dès que l'on prévoit une partie de pêche soi-même.

Enfin, ces produits sont source de cholestérol, même si, pour les crustacés, le cholestérol est principalement dans la tête, qui n'est généralement pas consommée, et qu'il semblerait qu'une partie de ce cholestérol, sous forme de phytostérols, n'interviendrait pas dans l'élévation de la cholestérolémie.

Pour que les plateaux de fruits de mer restent un plaisir

Les fruits de mer gardent un réel intérêt nutritionnel, surtout en raison de leur taux de protéines, et ils s'intègrent parfaitement à une alimentation variée.

On sera principalement vigilant sur l'origine des produits, les conditions de stockage – visible à la mise en vente (sur glace, pas au soleil !) –, mais on vérifiera aussi que les produits censés être vivants le sont toujours avant consommation (huître réactive, tourteau en mouvement, moule qui se ferme avant cuisson...).

Pour certains produits, l'achat surgelé est une bonne garantie. À la maison, on veillera à décongeler le produit juste avant de le consommer, à ne pas rompre la chaîne du froid et à ne pas consommer au-delà de quarante-huit heures après achat – et dans tous les cas jamais en cas d'odeur ammoniaquée forte.

Pour les pêches familiales, on fera particulièrement attention à la saison, bien sûr, et au respect des calibres autorisés à la pêche. Ces normes sont précisées, notamment sur des lieux de pêche conseillés. Une plage qui regorge de coquillages, sans aucun panneau, aucun pêcheur, doit vous interpeller… La proximité d'une bouche d'égout doit également vous inciter à changer de lieu. Enfin, on ne pêche qu'à marée basse et sur des zones qui viennent d'être émergées.

Pour les personnes fragiles (femmes enceintes ou allaitantes, enfants en bas âge, personnes immunodéprimées), on privilégie les produits cuits et on évite la pêche familiale.

Par ailleurs, encore plus que les crustacés, les mollusques peuvent être, du fait de leur composition protéique, à l'origine d'allergies alimentaires. Et provoquer des réactions allergiques chez certaines personnes sensibles (notamment des migraines).

Pour finir, n'oubliez pas de contrôler l'assaisonnement et de limiter les quantités de mayonnaise, beurre et pain qui accompagnent souvent ces mets !

18

Les œufs, faciles et utiles

La France est l'un des premiers producteurs d'œufs en Europe, devant l'Italie et l'Allemagne. Les Français en consomment environ deux cent cinquante par an et par personne (75 % d'entre eux en mangent au moins une fois par semaine) ; en 2016, cela ne faisait pas moins de 14,3 milliards d'œufs avalés !

Cette consommation augmente régulièrement, probablement pour des raisons diététiques, mais également en raison des facteurs économiques, car l'œuf reste un produit nutritionnellement intéressant, moins cher que d'autres protéines, notamment animales, et se prêtant à de nombreuses recettes.

Ajoutons que l'œuf présente la particularité d'avoir une conservation à la fois facile et plutôt longue.

Pour savoir si un œuf est frais ou pas, il existe une technique relativement simple : plongez-le dans de l'eau salée, s'il remonte à la surface, cela veut dire qu'il y a un peu d'air à l'intérieur et qu'il a été pondu il y a déjà longtemps. S'il fait du bruit, même constat. À un stade ultérieur encore, en cassant un œuf, si le jaune ne reste pas solidaire du blanc, c'est que l'œuf n'est plus vraiment frais.

Un œuf est « extra-frais » lorsqu'il se consomme dans les dix premiers jours suivant la ponte, et vingt-huit jours lorsqu'il s'appelle « œuf frais ».

Valeurs nutritionnelles du blanc et du jaune

Les œufs, qu'ils soient de poule, de canne, d'oie, de pintade ou de caille (souvent utilisés pour les présentations des traiteurs), présentent de bonnes valeurs nutritionnelles et donc un réel intérêt dans l'alimentation.

On achète généralement un œuf selon son poids, et cette distinction se fait plus souvent à l'œil qu'en fonction du calibrage qui, autrefois, allait de 1 à 7. On peut dire qu'en moyenne les plus gros pèsent environ 70 g.

Le blanc d'un œuf est constitué d'albumine, une protéine source d'acides aminés de très bonne qualité, alors que le jaune se compose de lipides et de cholestérol, de sels minéraux, de vitamines, d'un peu d'albumine et de lutéine. La lutéine est un produit particulièrement intéressant pour les personnes atteintes de dégénérescence maculaire, dont le traitement repose souvent sur l'augmentation du taux de lutéine soit par le biais de médicaments soit éventuellement par la consommation des œufs.

La coloration d'une coquille n'a aucun rapport avec la valeur nutritionnelle des œufs. Contrairement à une idée reçue, le fait de consommer beaucoup de blanc ne contribue pas à faire augmenter l'albumine dans le sang. En réalité, les protéines seront dégradées lors de leur digestion dans l'estomac, puis du passage au travers du tube digestif et se retrouveront dans le sang sous forme d'acides aminés avant d'en recomposer de nouvelles.

En termes de valeur nutritionnelle, les œufs de poule apportent pour deux œufs 160 calories, quasiment pas de glucides, environ 11,5 g de lipides et 12,8 g de protéines. Ajoutons que l'œuf est un produit intéressant aussi pour ses apports en vitamines : il contient 0,1 mg de vitamine D ; 0,34 mg de vitamine A ; 0,34 mg de vitamine B2 ; et 0,36 mg de vitamine B6.

La polémique du cholestérol a fait place à celle du fipronil

La polémique sur le cholestérol prétendument apporté par les œufs semble enfin obsolète. Et pour cause, un test a comparé deux groupes de personnes : le premier consommait deux œufs par semaine, le second deux œufs par jour… et aucune modification du profil lipidique n'a été observée de façon significative chez les participants. Dont acte. Profitons-en pour rappeler que le cholestérol sanguin est fabriqué à 75 % par l'organisme et que ce sont les paramètres individuels qui sont probablement responsables de son élévation dans le sang, plus qu'une simple consommation excessive d'œufs.

En revanche, le gros scandale sur les œufs concerne leur contamination par le fipronil, un insecticide et un acaricide frauduleusement introduit dans des élevages, notamment aux Pays-Bas et en Belgique, substance servant à limiter le taux d'infection. Si cet antiparasitaire est utilisé dans des médicaments pour les animaux de compagnie, le fipronil n'est pas autorisé pour le traitement de ceux d'élevage. Or certains s'en sont servis pour éliminer des poux chez les poules.

Les différents organismes scientifiques ont tenté d'évaluer la nature du risque et surtout de le quantifier. Il s'est révélé que ce danger était heureusement relativement faible, dans la mesure où il n'existait qu'à condition de consommer un œuf par jour tous les jours pour un enfant, et dix par jour pour les adultes.

Donc, même si la consommation des œufs ne se fait pas exclusivement à partir de l'aliment isolé, mais qu'on en trouve dans de nombreuses préparations comme les viennoiseries, les biscuits, et beaucoup de plats préparés, le risque reste minime. Néanmoins, de telles pratiques sont inadmissibles.

Des règles d'hygiène à suivre à la lettre, du commerçant au consommateur

Un risque existe, beaucoup plus « classique » : la présence de la bactérie *Salmonella* dans les œufs. Un danger vraiment sérieux, car on considère qu'avec l'ingestion d'une seule portion d'œuf en coquille contaminée et consommée sous forme d'œuf entier ou de repas à base d'œufs ou d'ingrédients dans des aliments élaborés, l'infection survient.

De nombreuses études sont réalisées pour tenter de limiter ce risque, dont deux particularités ressortent : la durée de conservation des œufs et la température à laquelle ils sont conservés. Respecter une température à moins de 7,7 °C chez le commerçant réduit le risque de maladie d'environ 60 % ; de surcroît, si la durée de conservation est limitée à sept jours, le risque est également en baisse de 60 %. C'est donc aux détaillants ou aux commerçants d'assurer la protection de la population en veillant à suivre à la lettre ces recommandations.

Pour le consommateur, il existe des règles d'hygiène précises à respecter : les œufs doivent être mis sans délai et conservés au réfrigérateur ; le lavage est totalement interdit, car il enlève la couche de protection qui protège des contaminations bactériennes ; la limite recommandée de consommation est de vingt-huit jours. Attention, une mayonnaise maison doit être consommée immédiatement et en aucun cas conservée au réfrigérateur pour être dégustée le lendemain. Enfin, au moindre doute, cuire impérativement l'œuf.

Nous vous rappelons que la consommation recommandée est de l'ordre de cinq à sept œufs par semaine. Cependant, en cas d'anomalie de taux de cholestérol dans le sang, cette consommation peut être augmentée jusqu'à dix à douze par semaine.

19

Les volailles, un produit à ne pas négliger

Les volailles ou animaux de basse-cour regroupent principalement le poulet, la dinde, la poule, la pintade, la caille et le canard. Des produits longtemps appréciés puisque, si l'étude INCA 2[1] a mis en évidence une baisse de consommation de produits carnés d'environ 15 %, principalement chez les femmes, elle a montré que la consommation de volaille au sens

1. Les études individuelles nationales des consommations alimentaires (INCA) renseignent sur les habitudes de consommation alimentaire de la population en France métropolitaine. Combinés aux bases de données de l'Anses sur la composition des aliments (plusieurs millions de données), leurs résultats permettent de connaître les apports en substances bénéfiques présentes dans l'alimentation (vitamines, acides gras essentiels, etc.). L'étude INCA 2 a été réalisée en 2006-2007.

large, elle, avait tendance à augmenter. Paradoxalement, les préparations à base de volaille de plus en plus variées (cordon-bleu, nuggets et autres Grignottes), qu'apprécient particulièrement les jeunes, parce qu'elles contiennent moins de viande pure, tendent à faire chuter la consommation globale[1].

Les volailles tiennent une place importante dans l'alimentation en raison de leur coût moindre, mais aussi pour leurs valeurs nutritionnelles, puisque, bénéficiant d'une image de viande maigre, les personnes désireuses de surveiller leur ligne ou d'augmenter leur masse maigre se tournent volontiers vers elles.

L'aviculture (leur élevage) se caractérise par un cycle de production court de six à seize semaines pour un poulet, par exemple, contre deux ans au minimum pour un bœuf. Elle est en outre moins contraignante que l'élevage d'autres espèces, puisque les volailles consomment des céréales, n'ont pas besoin de pâture et s'adaptent à des régions peu fertiles.

1. Source : Centre de recherche pour l'étude et l'observation des conditions de vie (Crédoc).

Un profil lipidique plus favorable que la viande

Le poulet, entier ou à la découpe, est la plus consommée des volailles. Si sa vente a connu une forte augmentation au moment du scandale de la maladie de la vache folle (1990), qui a marqué durablement les esprits, il est apprécié aussi en raison de sa facilité de préparation, de ses multiples formes de présentation et de l'absence d'interdiction religieuse le concernant.

D'un point de vue nutritionnel, les volailles ne dépassent pas une moyenne de 150 kcal pour 100 g, avec environ 19 % de protéines de très bonne qualité. On l'ignore souvent, mais les parties dites « rouges », comme les cuisses, sont moins riches en protéines que celles dites « blanches », tel le filet, également appelé « blanc ».

Ces viandes maigres ont un profil lipidique plus favorable que les viandes de boucherie. Elles contiennent en moyenne 8 % de lipides selon l'espèce (oie et canard étant les plus riches) et selon le morceau (les cuisses sont plus riches que les filets), mais surtout selon la consommation ou non de la peau, qui contient une grande partie des lipides (47,5 % d'entre eux s'y trouvent). Leur qualité est toutefois intéressante, car ils présentent 65 % d'acides gras insaturés, majoritairement mono-insaturés et que l'on sait protecteurs pour le système cardio-vasculaire, ainsi que seulement 35 % d'acides gras saturés. Le cholestérol contenu dans les volailles (environ 80 mg pour 100 g) peut en outre aisément être éliminé en supprimant la peau.

Sachez que le mode d'élevage a un impact sur la répartition lipidique : le poulet industriel, moins actif, possède plus de graisse sous-cutanée, elle-même plus riche en acides gras saturés que celle d'une volaille élevée en plein air.

Côté minéraux, les volailles sont une source intéressante de fer héminique (la forme la plus facilement assimilable par l'organisme) avec 1,7 mg/100 g en moyenne. Le pigeon se démarque avec 4 mg/100 g. Le zinc, le magnésium et le sélénium sont également très bien représentés dans cette catégorie, ainsi que les vitamines B12 et B3.

Modes d'élevage et spectre de grippe aviaire

Les principales réticences à la consommation de volailles sont souvent liées aux pratiques des élevages industriels. De plus en plus d'associations dénoncent, en effet, les conditions de vie des poulets élevés de manière intensive, dont la densité va jusqu'à dix-sept à vingt-deux individus par mètre carré (moins d'une feuille A4 par volatile !). Et de nombreuses vidéos ont circulé sur les réseaux sociaux ces dernières années, montrant des poulets sans plumes, aux membres déformés, etc., qui ont, à juste titre, choqué l'opinion. Par ailleurs, ces élevages font appel à la sélection génétique pour entraîner une croissance accélérée des animaux, ainsi qu'à une alimentation peu qualitative, ce qui a un impact sur les qualités nutritionnelles du produit final.

Pire encore, comme cette aviculture intensive contribue à l'apparition et à la propagation de pathologies comme la grippe aviaire et les toxi-infections, les éleveurs doivent traiter les volailles avec des antibiotiques, qui finissent inévitablement dans nos assiettes, favorisant l'antibiorésistance.

La grippe aviaire, qui a fait scandale il y a quelques années, et décimé des élevages entiers, avec une crainte de pandémie, est une maladie virale (virus grippaux de type A) fortement contagieuse qui peut entraîner une mortalité extrêmement élevée dans les élevages de poulets et de dindes, d'où son nom de « peste aviaire » ou d'« Ebola du poulet ». Le virus peut parfois infecter d'autres espèces, comme le porc, et d'autres mammifères, dont l'homme. À l'heure actuelle, dans tous les cas humains avérés, on sait que les personnes sont entrées en contact direct avec des volailles infectées, et les très rares cas de transmission entre humains du virus H5N1 sont restés épisodiques.

L'une des principales mesures de sécurité pour endiguer le mal consiste donc à observer de bonnes pratiques d'hygiène (lavage régulier des mains, port d'un masque). Les services vétérinaires et les éleveurs sont eux-mêmes très vigilants.

Cela implique un abattage rapide de tous les oiseaux infectés ou exposés, l'élimination correcte des carcasses, la mise en quarantaine et la désinfection rigoureuse des exploitations, et l'application de strictes mesures sanitaires ou de « sécurité biologique ».

L'affaire du poulet à la dioxine

En parallèle, rappelons que l'année 1999 a connu une contamination de volailles et d'œufs en Belgique, avec la fameuse affaire du « poulet à la dioxine ». La contamination était, là, issue de l'utilisation d'un lot de nourriture pour volailles contenant un taux de dioxine élevé.

Des mesures ont été prises pour réduire les émissions de dioxines dans l'atmosphère, notamment en contrôlant rigoureusement les processus industriels. Ces substances peuvent être éliminées en brûlant à haute température les produits contaminés. L'exposition peut donc se faire par l'ingestion d'une nourriture accidentellement atteinte distribuée par l'éleveur ou le particulier, ou du fait de l'ingestion de terre par les volailles (la nourriture à même le sol doit être évitée).

Si l'on craint souvent de telles contaminations avec les produits industriels, sachez que les élevages particuliers ne sont pas moins concernés.

Il serait souhaitable que des recommandations sur des pratiques d'élevage soient élaborées et diffusées auprès des particuliers accueillant des volailles[1].

Comment s'assurer une volaille de qualité et gourmande

Les volailles sont, comme les viandes de boucherie, des sources de protéines animales de bonne qualité dont la teneur en lipides varie selon l'espèce et le morceau choisis. Si l'on craint pour la qualité des produits achetés, sachez que seules les classes A et B les plus qualitatives sont vendues au public, alors que la C, de moindre qualité, est réservée à l'industrie de transformation (potages, bouillons, fonds de sauce déshydratés…).

Tandis que les poulets industriels sont nourris mécaniquement et traités par antibiotiques, le Label Rouge fermier, homologué par le ministère de l'Agriculture (poulet fermier de Loué, du Gers, des Landes…), assure en plus d'un

1. Source : AFSSA.

parcours herbeux plus ou moins important pour les animaux une alimentation sans matières grasses ni farines de poisson, constituée à 75 % de céréales additionnées de tourteaux (de soja et tournesol ou de soja et farine de luzerne), de poudre de lait écrémé et de compléments en minéraux et vitamines. L'AOP poulets de Bresse, quant à elle, garantit une alimentation naturelle constituée d'herbe, de petits mollusques, de maïs, de blé, d'avoine et de produits laitiers sans antibiotiques.

Le bio bénéficie également d'un cahier des charges avantageux. Contrairement aux viandes de boucherie (limitées à 500 g par semaine), le profil lipidique des volailles n'implique pas de limite de consommation. Dans son dernier rapport, l'Anses conseille une à deux portions de protéines animales par jour, sachant que la volaille tient une place importante dans cette ration principalement pour les sportifs, dans les régimes hypocaloriques et pour les enfants qui les apprécient.

Il est important d'insister sur le choix des produits en se dirigeant le plus souvent vers des poulets entiers ou à « découpe nature », et en limitant les préparations industrielles qui combinent un surplus de lipides de moindre qualité, davantage de glucides (panure ou autres ajouts de sucre), du sel souvent en excès et des additifs en surnombre !

On privilégiera par ailleurs des cuissons à cœur, qui suffisent à éviter les risques de contaminations, sans excès de matières grasses ajoutées il va sans dire. Et, comme toujours, on veillera à bien respecter les dates limites de consommation.

Si certains peuvent reprocher aux volailles d'être peu goûteuses, n'oubliez jamais que la qualité du produit influe beaucoup sur le goût. De nombreux grands chefs les mettent à l'honneur avec des cuissons pochées, en papillotes, associées à des herbes, épices… aussi bonnes pour la santé que gourmandes ! Comme quoi…

20

Les bienfaits de la viande de boucherie

Selon une étude du Crédoc, la consommation de viande a diminué de 10 % entre 2003 et 2010, la bovine se voyant le plus impactée. Cette chute fait suite à différentes crises sanitaires, mais également à la sensibilisation des consommateurs quant à l'avenir de la planète et au bien-être animal, ainsi qu'à des questions de budget.

Les Français consomment en moyenne 390 g de viande par semaine, avec une forte variabilité, les plus gros mangeurs étant les hommes entre 35 et 55 ans.

J'évoquerai plus particulièrement dans ce chapitre la viande dite « de boucherie », qui désigne l'ensemble des muscles striés (avec plus ou moins de tissu conjonctif et de tissu adipeux) recouvrant le squelette après dépouillage et éviscération des bovidés, ovidés, équidés ou du porc.

Un apport non négligeable

Les viandes se caractérisent par leur apport en protéines d'excellente qualité digestive et métabolique, surtout pour celles de première catégorie, c'est-à-dire les parties postérieures et dorsales de l'animal, lesquelles sont les moins riches en collagène.

Ces viandes apportent environ 18 % de protéines, soit un apport de 18 à 27 g pour une portion, ce qui participe de façon significative à la couverture des besoins journaliers. Cette richesse en protéines, responsable d'un temps de digestion long (séjour stomacal de trois heures), bénéficie d'un fort potentiel satiétogène.

Les viandes de boucherie souffrent d'une mauvaise réputation concernant leur taux de matières grasses, à tort, car la moyenne est seulement de 10 % de lipides, moyenne fortement variable (de 3 à 25 % environ) selon l'espèce, la race, le morceau choisi, le mode d'élevage et l'alimentation de l'animal. C'est donc surtout sur ces critères qu'il faut être vigilant.

Certes, la forte proportion d'acides gras saturés, la présence de cholestérol et la faible présence d'acides gras polyinsaturés confèrent aux viandes de boucherie des propriétés athérogènes et thrombogènes – autrement dit ne sont pas sans risques pour les artères ou le cœur –, mais c'est le cas lorsqu'elles sont consommées en excès.

Les viandes sont très fournies en potassium (350 mg/100 g) et en fer (3 mg/100 g), ce qui en fait l'un des aliments les plus riches en fer sous forme dite « héminique », forme la mieux absorbée par l'organisme ; une portion de 100 g de viande couvre ainsi 20 % à 30 % des apports conseillés en fer de la femme adulte et 30 % de ceux conseillés en fer de l'homme adulte.

La viande est également une bonne source d'oligoéléments : ses taux de zinc (40 % des besoins d'un adulte) ainsi que de sélénium (25 % des besoins d'un adulte) et de cuivre sont remarquables. Les vitamines du groupe B et notamment B3, B2, B6 sont également à saluer, sans oublier la B12, d'origine strictement animale (1,7 µg/100 g, soit 70 % des apports nutritionnels conseillés pour les adultes).

Le spectre de la vache folle

Si ces produits sont régulièrement l'objet de polémiques, il faut différencier les « vrais » scandales des faux. Les « erreurs » de traçabilité, comme du cheval substitué à du bœuf[1], ne présentent en soi pas de risques pour la santé, mais trahissent une tromperie sur la nature de la marchandise. Il faut noter que la traçabilité a été renforcée fortement ces dernières années, afin d'éviter que de telles erreurs ou fraudes, assez rares, ne se reproduisent.

Les scandales sanitaires, avec des viandes contaminées par des bactéries ou des parasites, sont eux plus graves, souvent liés à des viandes hachées, produits à risque surtout consommées crues ou insuffisamment cuites.

On se souvient également tous de la maladie de la vache folle… L'encéphalopathie spongiforme bovine (ESB) et la maladie de Creutzfeldt-Jakob

1. Affaire Spanghero, 2013.

(forme humaine de la maladie) ont occupé la une des médias pendant une longue période dans les années 1990.

L'ESB est une maladie incurable des bovins qui se caractérise par des lésions cérébrales lui donnant un aspect d'éponge dû à l'accumulation, dans ses tissus nerveux centraux (cerveau et moelle épinière), d'une protéine de conformation anormale appelée « prion », prion par ailleurs très résistant à la chaleur.

On ne connaît toujours pas l'origine exacte de l'ESB et, même si de nombreuses hypothèses ont été avancées, pas une n'a pu être encore démontrée. Une corrélation a été supposée entre les animaux infestés par le prion et la maladie de Creutzfeldt-Jakob, mais aucun scientifique n'en a apporté la preuve.

Seul un lien entre les farines infestées et l'ESB a été établi.

De nombreuses mesures ont été mises en place pour lutter contre ce fléau, comme l'éradication de tout cheptel si plusieurs animaux sont infestés, une interdiction des farines de viande et d'os aux animaux, le retrait des consommables à risque (moelle, crâne, colonne vertébrale, etc.)

et une surveillance renforcée des bêtes par les éleveurs et les inspecteurs vétérinaires.

Notez en outre que cette maladie, sous sa forme habituelle, est sporadique, c'est-à-dire qu'elle touche des individus isolés (une personne par million d'habitants et par an).

Ennemi majeur, le risque bactérien : comment bien s'en préserver ?

Le risque bactérien reste le sujet numéro un concernant la viande. En effet, la famille des bactéries *Escherichia coli*[1] se développe essentiellement dans le système digestif des bovins et, dans une moindre mesure, des ovins, des chèvres ou des cervidés. Comme ces bactéries se retrouvent dans leurs déjections, elles peuvent contaminer l'environnement à l'occasion de la traite de l'animal, de son abattage ou de la préparation de sa carcasse. Et de coloniser ensuite nos intestins, suite à l'absence d'une hygiène

1. Voir première partie.

rigoureuse à la sortie des toilettes dans les abattoirs ou les salles de traitement.

Les aliments le plus souvent touchés sont les viandes crues (ou pas assez cuites), notamment celle hachée : par son action mécanique, le hachage facilite, en effet, la dissémination des bactéries situées à la surface vers l'intérieur du produit, d'où la nécessité de bien la cuire à cœur.

Afin de réduire la probabilité d'une intoxication à *Escherichia coli*, il est souhaitable de prendre les précautions suivantes :

– cuire la viande hachée, fraîche ou surgelée, au moins deux minutes à 70 °C. Cette température correspond à la cuisson à point (la chair est ferme et brune) ;

– cuire les steaks hachés surgelés sans décongélation préalable, afin de ne pas favoriser la prolifération des bactéries ;

– privilégier la viande tout juste hachée du boucher et la déguster dans la journée suivant l'achat.

Le porc, un cas particulier

La filière porcine est régulièrement (et de plus en plus) touchée par les salmonelles. Le Centre national des salmonelles de l'Institut Pasteur – une référence – ainsi que l'Anses lancent fréquemment des alertes sur l'augmentation des contaminations de cette viande par la salmonelle typhimurium, présente depuis une dizaine d'années dans nos produits. Du jambon aux rillettes, en passant par le saucisson, le porc se voit touché par les salmonelles, lesquelles sont quasi indétectables, car l'animal étant un porteur sain il ne présente aucun symptôme. Difficile, alors, de le traiter ou d'écarter sa viande de la vente.

Des locaux mal nettoyés, un contact entre le tube digestif du porc contenant la bactérie et ses muscles, un couteau mal désinfecté... suffisent à contaminer la viande. Et les chiffres explosent. Il y a dix ans, seules 50 personnes avaient été rendues malades par cette bactérie ; en 2017, l'Institut Pasteur a recensé 2 500 malades.

La viande,
un accélérateur de cancer ?

Une autre crainte liée à la consommation de viande a émergé depuis quelque temps. Qui fait référence à des études sur le cancer et principalement celui colorectal. Les viandes préparées, comme les hachées et les charcuteries, sont encore plus déconseillées dans ce contexte, en raison de l'ajout de sel, de nitrites et nitrates lié à leur préparation et au fumage éventuel, très irritants pour les muqueuses digestives[1]. Les cuissons trop fortes jouent également un rôle important.

L'étude SU. VI. MAX[2] a apporté une donnée intéressante : elle indique, en effet, que la supplémentation en antioxydants pourrait compenser, au moins en partie, l'impact de la consommation de viande rouge et de charcuterie sur la survenue d'un cancer.

Notons, par ailleurs, qu'aucun lien n'a été trouvé entre la consommation de viande rouge

1. Voir le chapitre suivant consacré à la charcuterie.
2. Supplémentation en vitamines et minéraux antioxydants.

et le cancer du sein chez les femmes ayant reçu une supplémentation en antioxydants.

Mangeons de la viande, mais de la bonne et avec mesure !

La viande est un produit savoureux qui se prête à de nombreuses préparations, se consomme aussi bien crue que cuite, chaude ou froide. Elle conserve une place importante dans la couverture des besoins en fer et en protéines, et se voit particulièrement conseillée en période de croissance, de développement et d'entretien de la masse musculaire, chez les femmes pendant les règles ou chez le sujet anémié.

Les végétariens ou végétaliens peuvent s'en passer, sous réserve d'augmenter leur consommation en légumineuses et d'ajouter de la vitamine B12 à leur alimentation.

On restera néanmoins vigilant face au risque de toxi-infection, donc à la fraîcheur du produit selon l'utilisation, le stockage et la cuisson. On privilégiera les circuits d'achat courts et on vérifiera l'étiquetage du produit : l'estampille des services vétérinaires doit y figurer.

Montrez-vous, en outre, particulièrement vigilant sur la date limite de consommation du produit, qui ne tolère aucun dépassement, plus encore si la viande est consommée crue (tartare ou carpaccio) ou peu cuite.

N'oublions pas que les parasites sont détruits lors d'une congélation à -7 °C pendant au minimum vingt-quatre heures, et la plupart des bactéries par une cuisson à cœur à 70 °C, donc agissez en conséquence.

On sera particulièrement vigilant, par ailleurs, avec les personnes fragiles (jeunes enfants, personnes immunodéprimées, femmes enceintes), auxquelles on proposera de la viande systématiquement bien cuite.

Les dernières recommandations de l'Anses conseillent de maintenir l'absorption de viandes de boucherie (hors volailles) à 70 g par jour, soit environ quatre portions par semaine, en privilégiant les cuissons sans matières grasses et en limitant celles à haute température (barbecue, fritures...).

Il est nutritionnellement intéressant (en tenant compte des études sur l'association avec des antioxydants) de consommer la viande avec des légumes, des herbes fraîches et des épices, mais aussi de varier les morceaux consommés en privilégiant les plus maigres.

Si l'on suit ces recommandations, les viandes de boucherie gardent donc toute leur place dans une alimentation équilibrée !

21

Au rayon charcuterie, faites les bons choix

La charcuterie fait partie intégrante du patrimoine culinaire français, avec plus de quatre cent cinquante produits référencés dans le code de ses usages, dont beaucoup bénéficient d'une forte empreinte régionale. Et on l'aime, qu'il s'agisse de rillettes, pâtés divers, terrines, etc. Pourtant, depuis quelques années, avec le désir du public de mincir ainsi que des inquiétudes sur son impact sur la santé, elle est montrée du doigt. Faut-il, là aussi, la regarder ou la déguster avec la peur au ventre ?

La Fédération française des industriels charcutiers traiteurs (FICT) déclare 1,2 million de tonnes de produits fabriqués chaque année, dont 83 % à base de porc. Les jambons cuits restent majoritaires, représentant même un produit acheté sur cinq.

Toutefois, depuis le début de 2018, les volumes sont en baisse de 1,5 %. Et la consommation de charcuterie est passée, en dix ans, de 35 g à 29 g par jour[1]. Et ce, alors que les gammes se sont diversifiées afin de répondre à une demande de produits plus qualitatifs et estampillés « santé ».

La charcuterie, pas si mauvaise pour la santé

On définit les charcuteries comme l'ensemble des préparations, très diversifiées, réalisées à partir de viande (le plus souvent de porc) ou d'abats hachés additionnés de graisses, d'aromates et d'épices ayant subi ou non une cuisson. Il s'agit de préparations ancestrales fabriquées à base de produits très périssables dans un but de conservation et de valorisation de « sous-produits » non consommés sans préparation (sang, tube digestif...). Faciles à transporter,

1. Cécile Bouanchaud, « La consommation de viande en France recule depuis 10 ans », *Le Monde*, 6 septembre 2018.

prétranchés, ils s'adaptent à la consommation hors domicile.

Le problème des charcuteries est qu'elles ont la réputation d'être des produits gras. Une idée globalement fausse, puisque les valeurs nutritionnelles sont en réalité fortement variables selon les proportions des trois ingrédients principaux : la viande (ou maigre), le gras (généralement de porc, mais également de bœuf, de volaille ou végétal) et les abats (foie, cervelle, rognons, tripes, museau).

Par ailleurs, selon la richesse en collagène des morceaux utilisés dans sa préparation, la charcuterie peut être une source importante de protéines, même si sa qualité reste inférieure aux viandes.

Les teneurs en lipides varient de 3 % à 40 % environ (des jambons cuits et bacon aux rillettes et saucissons). La tendance actuelle est cependant à la baisse ainsi qu'à l'amélioration de la qualité (le nouveau logo Bleu-Blanc-Cœur atteste celle-ci depuis mars 2019). Près de 40 % de ces lipides sont des acides gras saturés, dont certains à longues chaînes, qui expliquent une digestion difficile et qui, en excès, se montrent athérogènes, d'autant plus couplés à un fort taux de cholestérol (qui varie de 50 à 150 mg/100 g).

Les produits de charcuterie sont en outre riches en sel, dont la teneur varie selon la méthode de fabrication utilisée. La moyenne est de 2,5 g/100 g (soit 1 090 mg de sodium/100 g). Notez que les charcuteries crues seront davantage salées que les cuites.

Le fer, qui apparaît sous forme héminique, est de son côté intéressant, car bien assimilé : les charcuteries participent ainsi à la couverture de nos besoins en ce minéral. Les produits à base de foie en sont les plus riches, et le boudin noir l'est exceptionnellement !

Les charcuteries sont, enfin, de bonnes sources de cuivre, de zinc et de vitamines du groupe B, avec un bon approvisionnement en B9, B12 et vitamine A sous forme de rétinol pour les produits à base de foie.

Pour éviter la contamination de *Listeria*

Vous l'avez bien compris dans la première partie de ce livre, *Listeria monocytogenes* est une bactérie largement répandue dans l'environnement, qui nous contamine essentiellement par ce que nous mettons dans notre assiette : produits laitiers – en particulier les fromages au lait cru –, de la mer, végétaux, mais aussi certaines charcuteries.

En France, trois cents à quatre cents cas de listériose sont diagnostiqués chaque année, soit une incidence annuelle de cinq à six cas par million d'habitants[1]. La réalisation d'une enquête alimentaire systématique permet de dégager les éléments communs aux malades et de remonter, quand cela est possible, à la source.

Pour éviter ce type de contamination, la prévention consiste à respecter des règles d'hygiène simples, mais précises lors de la préparation et de la conservation des aliments. Elle concerne les produits de charcuterie cuits ou crus consommés en l'état (jambon cuit ou cru, produits en gelée, foie gras, pâté, rillettes, etc.) et implique de :

– respecter les dates limites de consommation et les conditions de stockage, notamment

1. Source : Santé publique France 2019.

de température, indiquées par le fabricant sur les emballages ;

– conserver les aliments crus séparément des cuits ou des aliments à consommer en l'état, afin d'éviter les contaminations croisées ;

– protéger les aliments entamés par du film alimentaire ou des boîtes hermétiques et les consommer rapidement ;

– réfrigérer rapidement les aliments nécessitant une conservation au froid ;

– maintenir la température du réfrigérateur entre 0 °C et 4 °C ;

– Les femmes enceintes, jeunes enfants et personnes immunodéprimées doivent être vigilants et même éviter les produits crus.

Quand le ver solitaire s'invite à table

La charcuterie, si elle est mal préparée ou mal conservée, peut être à l'origine d'une infection peu attirante : le téniasis.

Le ténia, également connu sous le nom de « ver solitaire », est un ver plat qui parasite l'intestin humain et qui est dû à une maladie parasitaire appelée « téniasis » (ou « *tæniasis* », « téniase », « tæniase »). Le téniasis peut être provoqué par trois espèces de vers. Il y a *Tænia saginata* (ténia du bœuf), le plus fréquent en France, un ver blanc brillant pouvant atteindre jusqu'à 10 m de long ; mais aussi *Tænia solium* (ténia du porc), qui a le même aspect, mais se révèle un peu plus court (moins de 8 m) ainsi que *Tænia asiatica* (ténia du foie de porc).

Les œufs de ténias, présents dans le milieu extérieur et ingérés par le porc ou le bœuf, vont éclore dans son intestin pour se disséminer ensuite dans tout l'organisme de l'animal par la voie sanguine ou lymphatique. Puis finir leur course dans le tissu musculaire où a lieu leur maturation. C'est par l'ingestion des larves présentes dans la charcuterie ou la viande mal cuite de porc ou de bœuf que le consommateur peut être contaminé. La larve devient adulte dans l'intestin grêle en trois mois, le ver y poursuit sa maturation, reste en mouvement et renouvelle chaque jour environ seize anneaux. Quelques anneaux matures sont expulsés quotidiennement soit dans les selles (pour *Tænia solium*) soit spontanément (retrouvés dans les sous-vêtements ou la literie, pour *Tænia saginata*). Une fois à l'extérieur, ces anneaux dégradés libèrent des œufs... prêts à contaminer de nouveau.

Dans la majorité des cas, le ténia ne présente aucun symptôme et il n'est diagnostiqué que par la découverte des fameux anneaux. Lorsqu'ils existent, les symptômes sont très divers : boulimie, anorexie, nausées, vomissements, alternance de diarrhée et constipation, douleurs abdominales, ou encore fatigue. L'expulsion des anneaux peut parfois entraîner des démangeaisons anales.

La prévention est toute simple : ne pas consommer de viande bovine ou de porc crue ou pas assez cuite.

Grasse et trop salée, la charcuterie n'a pas toujours bonne presse

L'excès de consommation de sel est aujourd'hui reconnu comme l'un des facteurs de risque d'hypertension artérielle et de maladies cardiovasculaires ainsi que d'autres maladies, dont le cancer de l'estomac. L'Anses rappelle ainsi dans son dernier rapport annuel que la réduction de l'apport en sel constitue un objectif phare des Programmes nationaux nutrition santé (PNNS) successifs.

Avec une moyenne de 2,5 mg/100 g, les produits de charcuterie sont donc plutôt relégués au rang de mauvais élèves… Pourtant, il ne faut pas oublier que le rôle premier du sel dans ces aliments est d'assurer leur conservation et de limiter au maximum les risques liés aux bactéries et autres vers solitaires.

En outre, si l'on tient compte des recommandations de consommation, ce taux ne pose pas de réel problème pour une personne en bonne santé. En revanche – on s'en doute, mais mieux vaut le repréciser –, la consommation de charcuterie reste contre-indiquée dans les régimes sans sel ! Sachez à ce propos qu'il existe des charcuteries allégées en sodium, mais avec un prix nettement plus élevé et une réduction pas significative rapportée aux quantités conseillées.

Les taux de graisse et le cholestérol des charcuteries sont d'autres points régulièrement montrés du doigt. Aux taux en réalité fort variables.

Si les pâtés, rillettes, boudins, saucissons et saucisses sont en effet riches en lipides, les jambons découennés dégraissés, le bacon, le jambon cru dégraissé ou la noix de jambon ne dépassent pas 5 % à 6 % de lipides, ce qui en fait des protéines maigres. Les charcuteries de volaille sont en moyenne moins grasses. Les rillettes, en revanche, restent des rillettes... qu'elles soient à base de volaille ou non : il ne faut pas attendre de miracles !

Quant aux charcuteries « allégées », auxquelles le terme impose une diminution d'au moins 25 % des lipides par rapport à la version classique, elles cachent généralement une baisse de qualité en raison de la nécessité, pour conserver une saveur et une texture agréables, d'ajout d'additifs et de glucides (sucre, sirop de sucre, amidons modifiés, fécule de pomme de terre, de manioc, de blé, maltodextrines[1], etc.).

1. Essentiellement issue du maïs, du riz, de l'amidon de pomme de terre ou du blé, la maltodextrine est une poudre blanche que les industriels ajoutent à de nombreux aliments pour améliorer leur saveur, leur texture (épaississant) ou leur durée de conservation.

Les additifs, la plus grande des peurs liées aux charcuteries

Les additifs, tout le monde désormais les craint. Et on montre volontiers du doigt les produits de charcuterie. On y trouve en premier lieu les nitrates, car les procédés de fabrication sont nombreux à utiliser du sel additionné de nitrates de potassium (salpêtre), de nitrates de sodium ou de sel nitrité (E250). Dont le rôle est d'inhiber le développement des salmonelles, staphylocoques, entérobactéries et bactéries sporulées (toxine botulique). Et aussi de faire joli et de rendre acceptable par le consommateur : sans ajout de nitrates, notre jambon cuit ne serait en effet pas rose, mais grisâtre, ce qui est moins habituel, moins « attirant » et donc bien moins vendeur.

Les quantités de sel nitrité utilisées par les industriels de la charcuterie et de la salaison ont fortement diminué ces dernières années (avec une autorisation maximale de 150 mg de nitrates/kg de produit). On trouve même désormais de plus en plus de charcuteries sans nitrates et sans nitrites. Encore une fois, cela signifie sans nitrates ou nitrites « ajoutés » : le jambon reste rose (même s'il l'est un peu moins) grâce aux nitrates naturellement présents dans les légumes sélectionnés pour la cuisson au bouillon du jambon. On a donc, dans son assiette, un produit qui contient moins de nitrates et de nitrites – ce qui est bénéfique –, mais qui n'en est pas totalement dépourvu.

Quant aux phosphates et polyphosphates, autres additifs controversés ayant pour but de favoriser la rétention d'eau des protéines à la cuisson, leur utilisation est interdite dans les produits secs et crus et dans les jambons cuits... si l'on jette son dévolu sur ceux de qualité supérieure et bio.

Pour finir, notez que les produits fumés contiennent des composés indésirables, les hydrocarbures aromatiques polycycliques (HAP), parmi lesquels une dizaine sont cancérigènes, ce qui impose une limitation de consommation. Les produits de fumaison contiennent aussi un grand nombre de constituants irritants pour les muqueuses digestives, notamment chez les sujets fragiles. Des extraits de fumée, dépourvus de composés cancérigènes tout en conservant l'arôme, sont parfois utilisés pour remplacer celles-ci.

Doit-on bannir la charcuterie de notre assiette ?

Les charcuteries restent des produits traditionnels à la base de nombreux plats régionaux (cassoulet, choucroute…). Appréciées des collectivités en raison de leur faible coût, elles conservent une place importante dans l'alimentation et plaisent à de nombreux convives.

D'un point de vue nutritionnel, elles participent à la couverture de nos apports en protéines et en fer, mais, en raison de leur taux de sel et de la présence d'additifs, mieux vaut ne pas dépasser 150 g à 175 g par semaine (soit 25 g par jour), en privilégiant les produits maigres et le jambon blanc découenné dégraissé – qui se rapproche d'une viande maigre.

On veillera à choisir principalement des produits de qualité, ceux limitant les additifs comme le jambon supérieur ou certaines offres intéressantes dans les gammes bio – mais pas toujours –, en surveillant toutefois, en parallèle, la composition du repas en lipides et en sel.

Comme il est admis que plusieurs pathologies (notamment le cancer colorectal) sont liées à une consommation excessive de viande rouge ou de charcuterie, il reste important de respecter les rythmes de consommation conseillés.

En parallèle à la légère diminution de consommation de charcuterie constatée au fil des années, il peut paraître étonnant d'assister à une valorisation du marché, avec un chiffre d'affaires en hausse de 1 %. Cette évolution laisse en fait penser que les Français consomment moins de charcuterie, certes, mais surtout de meilleure qualité. Voilà qui serait réjouissant !

22

Le b.a.-ba des abats

Les abats mettent rarement d'accord ! Certains adorent leur saveur marquée, d'autres la trouvent trop forte, et il existe un blocage psychologique chez certains à manger tel ou tel type d'organe… Pourtant, malgré un contexte de crise économique et de baisse du pouvoir d'achat, alors que la consommation des ménages français de viandes de boucherie a tendance à reculer, celle des abats, elle, se stabilise. Parce que les Français n'en ont plus peur ?

Les particularités des produits tripiers

On appelle « abats » ou « produits tripiers » les parties comestibles des animaux autres que les muscles (consommés comme viande). Ces morceaux sont extraits de l'animal lors de l'éviscération et suivent un circuit commercial à part particulièrement contrôlé.

Au sein des abats, on distingue les rouges des blancs. Les premiers sont les plus consommés, leur coloration est due à leur rôle clé dans l'organisme et donc à une forte vascularisation. Ce groupe comprend le foie, les rognons (reins), le cœur, les poumons, la langue, les rognons blancs (testicules), la cervelle, etc.

D'un point de vue nutritionnel, les abats sont en moyenne moins caloriques que les viandes et représentent une source élevée – et d'excellente qualité – de protéines animales (18 % à 20 %) associée à un taux de lipides assez modeste, car inférieur à 10 % (sauf la langue et la cervelle). Toutefois, la majorité de ces lipides apparaît sous forme d'acides gras saturés et le taux de cholestérol se démarque des autres viandes avec une moyenne quasiment trois fois plus élevée.

Chaque abat possède ses particularités. Le foie, qui est un organe de réserves, conserve 3 % à 4 % de glucides et se révèle une source exceptionnelle de fer, de cuivre, de vitamine A, de vitamines du groupe B et même de vitamine C (même consommé cuit). Il fait partie des super-aliments !

Le cœur, lui, est riche en vitamine B2 et B12.

La cervelle, très différente, contient 12 % de protéines et autant de lipides, mais se révèle extrêmement riche en cholestérol (2 500 mg/100 g).

Les rognons sont un bouquet de vitamines du groupe B, sélénium et zinc.

La langue, riche en collagène, apparaît de qualité protéique moindre et plus grasse.

Les abats blancs (estomac, intestin) – communément appelés « tripes » et qui doivent être échaudés (ébouillantés) avant consommation – affichent de moins bonnes qualités nutritionnelles même s'ils restent maigres.

Quant au thymus, que l'on appelle « ris » – ris de veau –, c'est un abat plus luxueux et remarquable par sa teneur en vitamine C.

Des produits qui souffrent d'une mauvaise réputation

Les abats ont la réputation d'être des sous-produits, qui plus est considérés comme « mauvais pour la santé ». Une image dégradée incongrue, puisqu'ils sont une source de protéines intéressante, la limite principale étant un taux de cholestérol élevé (surtout pour la langue et la cervelle).

Rappelons que, comme il ne faut pas diaboliser le cholestérol, en dehors d'une hypercholestérolémie leur consommation reste intéressante. En revanche, les abats en général – et particulièrement les rognons – favorisent la production d'acide urique ; on les déconseillera donc aux sujets souffrant d'hyperuricémie (goutte) ou dans le cadre de lithiases.

Le foie (y compris le foie gras) n'est pas déconseillé à la femme enceinte, en raison de sa richesse en vitamine A, qui possède, en excès, une action tératogène (risque de malformations du fœtus).

Mais la crainte vis-à-vis des abats est surtout liée au scandale de la vache folle (une fois encore), à la suite duquel la réglementation européenne a défini le terme de « matériels à risque spécifiés » (MRS) pour désigner « les tissus et abats considérés comme représentant un risque au regard des encéphalopathies spongiformes subaiguës transmissibles (ESST) en raison de leur appartenance aux systèmes nerveux et lymphoïde, sites d'accumulation privilégiés du prion chez un animal atteint d'ESST[1] ». Si le terme effraie, retenons surtout de ce texte que l'on a fixé des règles pour la prévention, le contrôle et l'éradication de certaines encéphalopathies spongiformes transmissibles. Quant aux éleveurs et aux services vétérinaires, on les sait désormais très vigilants, performants aussi pour éviter que tout produit contaminé – brut ou intégré dans une préparation – ne se retrouve sur le marché.

La prudence reste malgré tout de mise avec ces produits, certains abats étant initialement des organes de détoxication et de filtre (foie, rognons, intestins). Donc susceptibles d'accumuler des toxiques (métaux lourds, surtout cadmium, pesticides, etc.). Un risque à prendre en compte par les gros consommateurs, mais, compte tenu des fréquences de consommation habituelles, il reste minime.

Enfin, ces produits sont très fragiles microbiologiquement. C'est d'ailleurs essentiellement ce handicap qui a provoqué la chute de consommation, notamment en collectivité.

---

1. Site du ministère de l'Agriculture et de l'Alimentation.

La salmonelle est principalement incriminée. Le foie, par exemple, a la particularité de contenir jusqu'à 4 % de glucides, ce qui le rend favorable au développement de micro-organismes qui pourraient l'utiliser comme substrat. Heureusement, tout comme les viandes de boucherie, les contrôles de la chaîne alimentaire sur la traçabilité et un stockage au froid (au maximum 3 °C) font privilégier des produits sous vide ou surgelés, et le respect des dates limites de consommation suffit.

Malgré ces points de vigilance obligatoires, les abats devraient garder une place dans notre alimentation en raison de leur richesse en protéines et de leurs prix avantageux. Si les collectivités où se nourrissent des enfants les ont retirés des tables – ces produits sont peu appréciés – et si une limitation s'impose aux personnes fragiles (bébés, personnes immunodéprimées, femmes enceintes...), à la maison il n'y a pas de risque à les consommer dans les vingt-quatre heures après achat.

On pourrait, les concernant, édicter l'équivalence suivante : 100 g de viande maigre = 100 g d'abats (sauf langue et cervelle) avec plus de vitamine A et de fer ! Les abats sont même intéressants en cas d'anémie, de fatigue et lors des menstruations.

Ces produits nécessitent une cuisson à cœur, parfois des cuissons longues dans un bouillon pour les morceaux riches en collagène qui, dans le cas contraire, paraissent durs. Enfin, les produits aux saveurs marquées, outre un blanchissement préalable pour certains, sont agréables avec des sauces : tomate, moutarde, jus relevés permettront de les mettre réellement en valeur.

En raison du taux de cholestérol et d'acide urique et d'une concentration possible de certains polluants, un rythme de consommation de deux fois par mois est parfaitement adapté (sauf en cas d'hyperuricémie ou de lithiases).

23

Les matières grasses, une part essentielle de notre alimentation

Les matières grasses sont des aliments caractérisés par leur taux de lipides élevé. Il s'agit des graisses ajoutées dans l'alimentation, lipides qui aident à fixer les saveurs au niveau des papilles gustatives, apportant de la texture et un petit supplément de gourmandise.

La question essentielle du « point de fumée »

On classe les matières grasses selon leur origine, graisses animales – beurre, crème, graisse des animaux (saindoux, suif, graisse d'oie, de canard) et huiles de poisson –, puis graisses végétales – huiles, margarines végétales, purées d'oléagineux – et enfin margarines mixtes.

Les huiles sont des aliments pour lesquels la température de cuisson joue un rôle important, car si on dépasse le « point de fumée » leurs composants se dégradent et fabriquent des substances toxiques (acroléine ou benzopyrène, notamment).

Pour chacune des huiles courantes, voici les différentes températures à ne pas dépasser en cuisson :

– arachide : 232 °C (raffinée), 160 °C (non raffinée) ;

– colza : 204 °C (raffinée), 177 °C (semi-raffinée), 107 °C (vierge) ;

– olive : 242 °C (raffinée), 216 °C (vierge), 191 °C (vierge extra) ;

– tournesol : 232 °C (raffinée ou semi-raffinée), 107 °C (non raffiné) ;

– pépin de raisin : 216 °C (raffinée) ;

– sésame : 232 °C (semi-raffinée), 177 °C (non raffinée) ;

– soja : 232 °C (raffinée), 177 °C (semi-raffinée), 160 °C (non raffinée) ;

– germe de maïs : 232 °C (raffinée), 160 °C (non raffinée) ;

– noix : 204 °C (semi-raffinée), 160 °C (non raffinée).

La conservation des graisses est, par ailleurs, un point à ne pas négliger, car il convient de les protéger de l'air comme de la lumière, qui vont les modifier et les oxyder (et ainsi modifier leur goût), mais surtout libérer des composés chimiques dangereux. Le rôle du consommateur est alors important : à lui de reconnaître la caractéristique du goût « rance » d'une graisse qui n'est plus comestible.

Bien choisir son huile

Raffiner une huile, c'est lui faire subir une opération technologique pour conserver uniquement la matière grasse et éliminer ce qui n'est pas utile (pesticides, métaux lourds et mycotoxines). Une opération qui peut parfois en modifier le goût. Et qui enlève une partie des bénéfices nutritionnels : diminution de la vitamine E, des antioxydants, des oméga-3 et des oméga-6. Voilà pourquoi on préfère souvent ce qu'on appelle une « huile de première pression à froid », ou « huile vierge », un peu plus intéressante sur le plan nutritionnel, même si on ne peut garantir l'absence de substances indésirables, sauf à consommer des produits de l'agriculture biologique.

Notez que les huiles raffinées ont un point de fumée plus élevé que la même huile non raffinée. Attention donc à la cuisson de ces dernières.

Le beurre, conservation et mode de cuisson

Contrairement à l'huile qui se conserve quasiment un an si l'on observe les précautions d'usage (à l'abri de la lumière, de la chaleur et fermée hermétiquement), le beurre peut s'oxyder plus rapidement sous l'impact de l'oxygène, de l'air ou de la chaleur. Le beurre salé se garde, lui, plus longtemps. Sachez que le pasteurisé reste bon trois semaines au réfrigérateur, alors qu'un beurre frais pas plus de dix jours. Passé ces délais, ils vont rancir et libérer les acides gras volatils responsables de l'odeur et du goût rance.

Le vrai problème est celui des emballages, car les matières grasses ont la propriété de conserver parfaitement toutes les substances dégradées provenant soit des emballages métalliques soit des emballages plastique.

Voilà pourquoi la pratique consistant à acheter des bouteilles de verre ou à renouer avec l'usage du beurrier en verre est bonne, méthode à ajouter aux précautions de conservation et de cuisson.

Le point de fumée du beurre est assez bas ; en le clarifiant (faire fondre et écumer), on l'élève et on évite ainsi qu'il noircisse dès 130 °C.

Ses versions allégées présentent un attrait d'un point de vue calorique – si l'on prend soin de ne pas trop augmenter les quantités –, mais les saveurs restent incomparables. Et n'oublions pas que, pour garder une texture proche du beurre, ces produits compensent la diminution des matières grasses par l'ajout d'additifs nombreux, notamment d'amidon et de sucres.

Pour ne plus se perdre dans le choix des margarines

La margarine classique contient 80 % de matières grasses. Son principe de fabrication repose sur l'émulsion d'eau dans de l'huile végétale. La phase lipidique est constituée de matières grasses végétales en l'état ou hydrogénées (le plus souvent), afin d'assurer sa stabilité. Ce procédé permet de passer une huile liquide à l'état solide, la rendant ainsi plus stable et moins sensible à l'oxydation. Des additifs et auxiliaires technologiques sont inévitablement ajoutés : émulsifiants, colorants, vitamines, arômes, conservateurs, régulateurs de pH et éventuellement sel.

Les huiles hydrogénées ou partiellement hydrogénées sont utilisées dans l'industrie agroalimentaire. Or, on sait désormais que le processus d'hydrogénation partielle contribue à la formation d'acides gras trans. Et des études ont montré qu'une consommation excessive d'acides gras trans – particulièrement ceux d'origine technologique – est associée à une augmentation du risque cardio-vasculaire (apports supérieurs à 2 % de l'apport énergétique total et plus de 1,5 % pour l'origine technologique seule). Ces effets néfastes passent par une action d'augmentation du cholestérol-LDL (le « mauvais cholestérol ») et une baisse du cholestérol-HDL (le « bon cholestérol »).

En réaction, de plus en plus de produits sont désormais préparés sans hydrogénation – et la liste de leurs ingrédients laisse apparaître le terme « non hydrogéné ». Dans ce cas, la margarine est souvent constituée de matières grasses issues de l'huile de palme, permettant sa solidification.

Enfin, les margarines se distinguent entre les produits à tartiner et ceux de cuisson. Il est important de respecter ces indications. Ainsi les margarines allégées, de par leur teneur en eau, supportent-elles mal la cuisson.

Quant aux margarines enrichies en stérols végétaux, elles ont prouvé des effets bénéfiques sur le taux de cholestérol sanguin. Pensez toutefois à rester objectif sur la qualité et l'état des huiles utilisées dans leur fabrication, et n'oubliez pas que ces produits ne sont pas destinés aux enfants, adolescents, femmes enceintes comme à toute personne ne présentant pas d'excès de cholestérol.

La crème, plaisir et gourmandise

La cuisine à la crème a souvent une image de nourriture gourmande et lourde. Pourtant, contrairement au beurre (82 % de matière grasse) et à l'huile (quasiment 100 %), la crème entière ne dépasse pas les 30 % de matière grasse ! Le plus important reste donc de doser les excès en quantités.

Une crème légère ou allégée ne peut contenir moins de 12 % de lipides : ce sont alors des préparations laitières à base de crème, assimilées à des crèmes, mais qui n'en sont pas ! Or, afin d'alléger un corps gras, la solution est d'émulsionner de l'eau, une émulsion qui nécessite une bonne dose d'additifs... Alors faut-il vraiment, pour se priver de quelques grammes de lipides, accepter des recettes qui relèvent de la chimie et contiennent plus de glucides que de lipides ? La réponse est clairement non !

Toutefois, n'oublions pas que la crème fait partie des produits ayant une date limite de consommation et réputés assez fragiles. On surveille donc cette date, on referme bien le pot après emploi et on veille à terminer rapidement celui entamé – même pour les crèmes stérilisées.

Les nouveaux substituts de matières grasses d'origine végétale

Crèmes de soja, d'avoine, de riz, d'amande... fleurissent dans les rayons depuis plusieurs années. Des substituts qui tentent de se rapprocher de la texture de la crème fraîche laitière. Les recettes se fondent souvent sur un ajout d'huile, qui se révèle généralement de bonne qualité (colza, tournesol), ce qui permet un apport en acides gras intéressant ainsi que zéro cholestérol.

Attention, les apports caloriques ne se valent pas d'un produit à l'autre, allant de 71 kcal/100 ml et 6 % de lipides pour la crème d'avoine à 190 kcal et 18 % pour celle de soja. Par ailleurs, surveiller les additifs utilisés et surtout les ajouts de sucres s'impose.

La crème de coco est à mettre à part, elle qui est préparée avec un produit déjà oléagineux (la noix de coco), donc riche en graisses saturées par nature.

Les purées d'amandes ou de noisettes à tartiner sont, quant à elles, intéressantes à la place du beurre, de par leur composition en acides gras majoritairement insaturés et l'absence de cholestérol.

Consommer du gras est essentiel à la santé !

La crainte qui revient le plus souvent lorsqu'on évoque les matières grasses, c'est l'excès calorique et la prise de poids. Pourtant, il s'agit d'un nutriment essentiel à la santé : les dernières recommandations pour les lipides sont ainsi de 35 à 40 % d'apport énergétique total quotidien.

L'Anses met néanmoins l'accent sur leur qualité ; les acides gras trans industriels, notamment, doivent représenter moins de 2 % de l'apport énergétique total, et les acides gras saturés moins de 12 %. L'important est donc de bien sélectionner leur qualité, de les varier, de doser la quantité et de privilégier les matières grasses crues ou peu cuites (la friture doit rester occasionnelle).

24

Le pain, un aliment pas toujours irréprochable

Le pain, produit céréalier dit « pur », fait partie des aliments fabriqués à partir de graines de graminées riches en amidon. Initialement produit basique et simple découvert en constatant qu'un mélange d'eau et de farine s'épaississait, il a beaucoup changé depuis et entraîné l'apparition de nombreux dérivés. Amélioration des recettes, différenciation des formes, transformation des goûts par l'addition d'autres ingrédients, usage de farines variées ou croisées entre elles, adjonction d'autres céréales… l'enrichissement de l'offre n'a pas cessé. Et l'arrivée des versions industrielles, que l'on trouve dans les supermarchés sous forme de pain de mie ou de baguette, a accentué le phénomène. Sans compter qu'il existe aujourd'hui des pains enrichis

– raisins, fruits confits, lard, fromage, etc. –, d'autres briochés, au lait, des viennoiseries…

Seuls les produits qui contiennent de l'eau, de la farine, du sel et du levain, voire de la levure, peuvent être considérés comme du pain. À partir de cette préparation, le levage, la cuisson, la variété de la farine, l'addition des ingrédients supplémentaires et la forme vont, eux, créer des produits extrêmement différents. Pour autant, contrairement à certaines idées, le pain reste un aliment fondamental dans certaines cultures dont la nôtre, car il est une des sources majeures de glucides lents dont l'organisme a besoin pour son énergie.

À titre d'information, saupoudrer du pain avec de la farine ou le mouler selon une forme particulière n'entraîne pas de valeur nutritionnelle spécifique. En revanche, les temps de pétrissage et de levage de la pâte font une réelle différence. Un pétrissage lent donne en général un goût acidulé au pain, qui disparaît au profit des pétrissages rapides qui procurent une allure plus blanche telle que celle vue dans les supermarchés.

La fabrication du pain

Si on recourait autrefois uniquement à des farines blanches pour le pain de qualité, le marketing autant que des questions de santé ont remis en avant ce que nos ancêtres qualifiaient de « farines de misère » (seigle ou châtaigne), qui donnent des pains différents, appréciés.

Pour mieux comprendre, rappelons que la farine provient du broyage d'un grain de blé ensuite purifié, opération qui permet de ne conserver que l'amande. La farine blanche est pauvre en cellulose, c'est-à-dire en fibres, contrairement à la complète, qui conserve l'écorce du grain de blé.

Les biscottes ont un procédé de fabrication différent, puisque l'eau et le blé se voient accompagnés d'un peu de graisse (en moyenne 5 kg de graisse pour 100 kg de farine) ainsi que de sucre (5 kg de saccharose pour 100 kg de farine). Elles se digèrent mieux, car il s'agit en quelque sorte d'un pain précuit (« biscotte » signifie « cuit deux fois ») ayant cassé la fibre de cellulose.

Toutes les problématiques concernant le pain résultent en réalité de sa fabrication. La première concerne l'acrylamide, une substance qui apparaît au moment de la cuisson des féculents, produit cancérogène avéré pour l'animal et probablement pour l'homme, et dont on retrouve 1 % dans la farine. Je reviendrai plus longuement dans le chapitre suivant sur ce produit, mais sachez qu'un moyen de l'éviter dans le pain est de consommer celui à base de levain. En effet, un ingénieur a mis en évidence que l'acide aminé responsable de la formation de l'acrylamide pouvait être largement éliminé à condition d'utiliser du levain, méthode la plus naturelle pour fabriquer du pain (mieux que les levures ou que les processus industriels). On retiendra donc que le pain au levain présente un plus grand intérêt.

Des pesticides... dans le pain aussi

En 2019, le magazine français *60 Millions de consommateurs* a constaté que plus de la moitié des références de pains testées par son laboratoire contenait des résidus de pesticides. Ce n'est pas surprenant dans la mesure où les farines sont issues d'un grain de blé qui, s'il n'est pas bio (parfois le bio cache aussi des surprises), a probablement été contaminé. Bonne nouvelle cependant, le seuil réglementaire n'a jamais été dépassé, ce qui signifie que, même si des traces de pesticides apparaissent, les doses contenues dans les produits que nous consommons n'ont pas d'effet significatif sur la santé.

Le vrai problème est de recommander la consommation de pains complets. Car, s'ils ne sont pas bio, ils ont probablement beaucoup plus de chances de contenir des pesticides et à des doses plus importantes que le pain traditionnel.

Le problème des moisissures

La majorité des moisissures passent presque inaperçues bien que certaines présentent pour nous un intérêt, dans des aliments comme les fromages (roquefort), ou dans les médicaments, avec les antibiotiques évidemment. Ces moisissures deviennent toutefois dangereuses lorsqu'elles libèrent des mycotoxines (essentiellement les moisissures alimentaires), moisissures responsables de plusieurs symptômes – sinusite, asthme ou bronchiolite –, mais qui peuvent également provoquer des empoisonnements alimentaires, des maux de tête, des douleurs musculaires, et une fragilité plus importante face aux infections.

C'est une combinaison de conditions de température et d'humidité qui favorise leur prolifération. L'intérieur des réfrigérateurs est ainsi un milieu propice au développement de tels champignons, d'où l'obligation de couvrir les aliments ou de les envelopper dans un film étirable. Pour conserver du pain à la maison, mieux vaut demeurer vigilant : lorsque apparaissent de petites taches blanches ou bleues, il est préférable de jeter l'aliment en question et d'éviter de courir le moindre risque.

Un autre risque : les perturbateurs endocriniens

Dans les pains préemballés, le risque de retrouver des perturbateurs endocriniens n'est pas du tout minime. Et pour cause, la quasi-totalité de ces pains de mie et assimilés contiennent des additifs responsables d'effets intestinaux (s'ils sont consommés en grande quantité). Sans oublier des résidus de pesticides, liés à l'utilisation de certaines farines. Par ailleurs, les farines de ces produits, pour en faire baisser le prix, proviennent généralement d'exploitations qui les vendent le moins cher possible et dont les précautions de récolte ne sont pas toujours soigneuses. Enfin, la présence de perturbateurs endocriniens peut provenir des emballages dans lesquels ils sont conservés, à base de plastique…

Les biscottes, elles, sont un peu plus protégées que les pains de mie et le pain en général, grâce à leur cuisson qui permet, la plupart du temps, de détruire une grande partie des substances potentiellement toxiques. Seul l'acrylamide peut être une source de problèmes.

Choisissez bien votre pain !

Malgré cet inventaire peu réjouissant, rappelons qu'il faudrait manger de grandes quantités de pain, de mauvaise qualité et plutôt très cuits, pour être victime du moindre problème. Donc pas de panique.

Il existe malgré tout un certain nombre de consignes à respecter pour continuer à profiter de notre chère baguette.

En premier lieu, préférer le pain au levain évidemment. Puis éviter si possible d'acheter des pains préemballés. Si vous choisissez du complet, privilégiez le bio. Ne pas conserver le pain et les produits panifiés dans un réfrigérateur et les placer dans un film étirable ou plastique, avec le moins d'air possible à l'intérieur, sera préférable. En cas de moisissure, jetez le produit en question.

Enfin : grillez le pain légèrement, en obtenant une couleur dorée et non brune, et ne consommez pas les zones les plus brunies par cette cuisson (car ce sont les plus riches en acrylamide).

25

Biscuits sucrés et salés, chips et frites : à consommer avec modération

J'ai tenu à placer ces trois produits en apparence différents dans un même chapitre, car la problématique essentielle les concernant réside dans la présence d'acrylamide, une substance qui n'est pas ajoutée (contrairement aux additifs, pesticides et autres), mais qui se forme durant le processus d'industrialisation et qui a un impact fort sur notre santé.

L'acrylamide, un risque réel pour l'organisme humain

Le Centre international de recherche sur le cancer (CIRC) considère l'acrylamide comme dangereux selon trois aspects : cancérogène, mutagène (modification génétique) et reprotoxique (dangereuse pour la reproduction). Et l'Organisation mondiale de la santé la dénonce comme un risque pour l'organisme humain. Il y a donc péril dans nos assiettes.

Utilisée dans l'industrie comme un liant ou un épaississant, l'acrylamide est présent dans des produits aussi variés que les emballages alimentaires, les produits plastique, la préparation des cosmétiques et même… le ciment. Le célèbre Roundup en contient, par exemple, pour limiter la déperdition du glyphosate au moment de la pulvérisation. Certains pensent d'ailleurs que le vrai risque de ces herbicides viendrait précisément de l'acrylamide qui – de façon grossière – potentialise l'effet du glyphosate.

Dans la nourriture, elle se forme au moment de la cuisson. Cuit à plus de 120 °C, un aliment qui contient de l'asparagine, un acide aminé (le plus faible constituant d'une protéine), et du sucre, produit ce composé chimique. Qui sert beaucoup dans l'industrie, puisqu'il permet de donner aux aliments cuits une couleur brune et une consistance friable. Voilà pourquoi frites, chips, pain, biscottes et biscuits – en particulier – sont dans mon viseur.

De façon plus anecdotique, certains légumes cuits pourraient en contenir, surtout s'ils proviennent de culture où le célèbre herbicide a été utilisé...

Parmi les effets négatifs des produits contenant de l'acrylamide, on a noté notamment des lésions du système nerveux périphérique. Mais aussi, selon une étude, une corrélation positive entre le taux de sa substance dans le sang et le cancer du sein. Comme à l'accoutumée, certaines agences demandent un supplément de preuves, mais principe de précaution oblige mieux vaut raison garder et prudence conserver.

Début 2019, dix associations de consommateurs ont enquêté sur plusieurs centaines de produits de ces catégories. Et constaté qu'un tiers des biscuits industriels testés dépassaient les teneurs autorisées, quasiment 10 % des chips et 3 % des frites ainsi que 13 % des préparations pour bébés. Plus surprenant encore, les chips de légumes (peu intéressantes en réalité, car, malgré un taux de fibres élevé, elles ne contiennent pas les vitamines des végétaux et souffrent d'un taux de graisse important) contenaient deux fois plus d'acrylamide que celles de pommes de terre !

En vous donnant ces résultats, il ne s'agit pas pour moi de vous conseiller de supprimer ces aliments, mais de vous informer des chiffres pour en avoir une consommation modérée.

Les biscuits en quelques chiffres

Outre l'acrylamide, sujet de préoccupation majeur, deux ingrédients nutritionnels des biscuits sont à surveiller : le sirop de glucose-fructose et les trois huiles coco, palme et coprah.

Nombreux sont les consommateurs (en particulier les mamans) qui se rassurent en achetant des biscuits bio, convaincus qu'ainsi ils évitent les résidus de pesticides, sachant que la farine de blé est le composant majeur de ces aliments. Hélas, c'est la quantité consommée qui est particulièrement déterminante pour le « risque », aussi on pourrait prendre des biscuits composés de farine conventionnelle à condition de limiter la consommation à un maximum de deux ou trois par jour.

Bien sûr, on peut évoquer les risques liés aux emballages, mais, à l'exception de certains biscuits que l'on propose de réchauffer au micro-ondes (des crêpes au chocolat en particulier), cela reste un problème mineur.

Mais quand on prend conscience que 80 % de nos achats de biscuits s'effectuent en grande surface (pour un chiffre d'affaires d'environ 1,4 milliard d'euros) et que 80 % d'entre eux sont consommés lors du petit déjeuner ou du goûter (le grignotage ne représenterait que 11 % de la consommation des biscuits) ; quand on réalise que les recettes les plus appréciées sont les sablés, les galettes bretonnes et les fameux petits-beurre ; qu'un enfant mange en moyenne deux à trois biscuits chaque jour (soit 17 g à 24 g par jour) – avec environ 13 millions d'enfants de moins de 15 ans en France, c'est entre 26 et 39 millions de biscuits qui sont avalés chaque jour dans notre pays ! –, on voit l'attention à apporter à la composition de ces produits. Même si la consommation est assez stable – la progression ne serait que de 3 % en quinze ans –, l'enjeu n'est pas anodin, loin de là !

Qu'est-ce qu'un biscuit ?

Alors qu'on savait depuis longtemps préparer des pâtes de farine sucrées, pour conserver ce produit qui s'humidifiait et pourrissait on eut l'idée, au Moyen Âge, de les recuire, séchant ainsi la croûte, mais pas le cœur. Le « bis-cuit » était né. Cuit deux fois, comme son nom l'indique.

Socialement, le biscuit a aujourd'hui deux rôles distincts : celui de friandise et celui d'aliment pratique. Sa commodité en fait le compagnon de tous les jours, à l'école, au bureau, en voiture, etc. Casse-croûte nourrissant et rassurant, le biscuit est-il pour autant idéal ?

La farine et les sucres sont ses ingrédients principaux. Quand il s'agit d'un salé, le sel remplace le sucre, en quantité moindre, mais il reste toujours un peu de sucre quand même. La plupart du temps, les biscuits sont à base de farine de froment, parfois enrichie avec du son ou du germe de blé. Les glucides, sous forme d'amidon et de sucre ajouté, sont donc le nutriment majoritaire.

Les biscuitiers utilisent des sucres variés qui peuvent, selon les formules, représenter de 15 %

à 50 % des ingrédients (de 15 % à 25 % dans les biscuits secs, plus de 25 % en pâtisserie industrielle, 50 % pour le pain d'épices). Le saccharose est le glucide le plus fréquent, mais on trouve aussi du sucre inverti (sucre qui a subi une hydrolyse avec formation de glucose et de fructose), et occasionnellement du sirop de glucose, du dextrose (présent dans de nombreux fruits), du sirop de glucose-fructose (qui pose désormais un problème par son excès) et du miel.

La présence de matières grasses varie selon les recettes. Certains produits en contiennent très peu, et parfois les lipides proviennent presque exclusivement des ingrédients, telles les amandes utilisées dans la recette des macarons.

Il arrive que les industriels utilisent certaines graisses uniquement pour des raisons technologiques. Ainsi, les graisses lauriques confèrent du craquant, l'huile de palme ou l'huile de colza hydrogénées de la friabilité. L'huile de coprah et le beurre composent également souvent les biscuits. Ce qui est préjudiciable ; coprah et palme restent trop présents vu leurs défauts.

Qui plus est, les matières grasses qui composent les biscuits sont quasiment toutes des graisses saturées. Or celles-là, consommées en grande quantité, font augmenter le taux de cholestérol sanguin, prédisposant aux maladies cardio-vasculaires. Pourquoi la biscuiterie n'utilise-t-elle pas plutôt les huiles de colza, de soja, de tournesol, meilleures pour la santé ? Parce qu'elles sont incompatibles avec la consistance des biscuits. Comme elles contiennent des acides gras polyinsaturés, elles s'oxydent facilement et ne permettent pas une bonne conservation.

Les blancs et les jaunes d'œuf, les œufs entiers sont des ingrédients importants du biscuit, mais, comme ils sont cuits, ils posent peu de problèmes. Le blanc apporte des protéines, le jaune des lipides et du cholestérol animal.

Le lait et les produits laitiers apparaissent, quant à eux, dans certaines recettes pour rendre les préparations plus moelleuses et onctueuses. Aucune inquiétude à avoir les concernant.

La question du sirop de glucose-fructose

Le sirop de glucose-fructose, également connu sous le nom de « sirop de maïs », est un aliment industriel issu d'une extraction poussée à l'extrême (« cracking ») du maïs grâce à différents procédés chimiques ou mécaniques. Cette substance, dangereuse pour le pancréas et soupçonnée de favoriser plus que d'autres sucres le surpoids ou l'obésité, le diabète et la stéatose hépatique non alcoolique (une maladie liée à l'accumulation de graisse dans le foie), se retrouve dans les bonbons, les gaufres, les sodas, les biscuits fourrés aux fruits, le pain d'épices, les confitures, les sirops aromatisés, les yaourts, les crèmes desserts, les plats cuisinés, certaines marques de surimi, les sauces prêtes à l'emploi ou encore les charcuteries. Sa présence est souvent dissimulée dans la liste des ingrédients sous le nom barbare de « isoglucose » ou « *high fructose corn syrup* » (HFCS).

Le fructose possède des effets différents des autres sucres parce qu'il n'est métabolisé que par le foie et ne dépend pas de l'action de l'insuline, alors que par exemple le glucose est, lui,

« contrôlé » par l'insuline, donc utilisable par l'ensemble des tissus de l'organisme. Par ailleurs, il peut entraîner une résistance à l'action de la leptine, une hormone produite par le tissu adipeux qui agit au niveau du cerveau pour induire le sentiment de satiété. Il crée donc une forme de dépendance qui incite à la reconsommation.

À force de mettre en avant dans les médias et auprès de l'opinion les dangers des substances environnementales, on en finit presque par oublier que la composition des aliments industriels peut présenter un danger, notamment en cas de consommation élevée. Comme l'utilisation de certaines matières grasses l'atteste, qui peut compromettre une bonne santé. Et cette fois à coup sûr, puisque nous n'en parlons plus !

Des produits composés d'huiles de petite qualité

Outre le sirop de glucose-fructose, on trouve assez régulièrement dans les biscuits, sucrés ou salés, des huiles de petite qualité. Consommées avec une extrême modération, le problème reste relativement faible, mais ce n'est plus le cas dès que les biscuits deviennent un instrument du grignotage, de l'apéritif et des petits déjeuners rapides… Les trois huiles utilisées par l'industrie pour leur intérêt économique, faciles à stocker, à manipuler, et permettant de donner une sensation de craquant – certes on pourrait utiliser le beurre, mais il est tellement plus cher –, sont celles de palme, de coprah et de coco.

On a beaucoup parlé de la première en raison de son impact sur la déforestation, car c'est une huile végétale extraite par pression à chaud de la pulpe des fruits de certains palmiers (on devrait parler d'« huile de palmiste », du reste). Le problème réside dans sa teneur en acides gras saturés, très souvent responsables de l'élévation des graisses dans le sang entraînant des problèmes cardio-vasculaires. Certains contestent, évoquant l'intérêt de plusieurs de ces « mauvais » acides gras, mais c'est oublier simplement qu'il y en a déjà dans le reste de l'alimentation et que le bénéfice se montre beaucoup moins intéressant que le risque. Mais les lobbyistes, puissants, réussissent toujours à trouver des subterfuges…

L'industrie s'est bagarrée pour éviter qu'on reconnaisse l'huile de palme sur les emballages, essayant de la classer dans la catégorie des huiles végétales. Devant le tollé général, elle a été contrainte de battre en retraite et on arrive à retrouver cette substance néfaste dans la liste des ingrédients. Parce qu'elle n'a ni goût ni odeur et se conserve bien, on la découvre dans beaucoup, voire la majorité, des biscuits. Aussi, ne pas chercher à la repérer conduit à ne plus consommer qu'elle. Or, c'est plus une graisse qu'une huile, elle qui est solide à température ambiante. Ne s'en sert-on pas pour fabriquer du savon ou des bougies ?

Une étude reprenant tous les travaux publiés sur l'huile de palme a conclu, il y a quelques années, que cette matière grasse avait un impact négatif certain, notamment sur le cholestérol, identique à celui provoqué par les graisses animales, et beaucoup plus fort que d'autres huiles végétales comme celles d'olive, d'arachide ou de noix[1]. Quant à l'American Heart Association, elle a considéré que l'huile de palme augmentait

1. Ye Sun, Nithya Neelakantan, Yi Wu et Rashmi Lote-Oke, « Palm Oil Consumption Increases LDL Cholesterol Compared With Vegetable Oils Low in Saturated Fat in a Meta-Analysis of Clinical Trials », *The Journal of Nutrition*, 20 mai 2015.

les niveaux de mauvais cholestérol dans six cas sur sept et conseillé de la proscrire de l'alimentation.

Les deux autres huiles, à base de coco ou de coprah, posent quasiment les mêmes soucis, mais on n'en trouve pas aussi régulièrement dans les biscuits.

À ces deux problèmes lourds s'ajoutent les inévitables additifs utilisés. Même si la pression du consommateur tend à les faire diminuer, on en trouve encore beaucoup. Bien sûr, ils permettent la conservation et la consistance des aliments, mais, passé le chiffre de trois ou quatre au maximum contenus dans un même produit, on ne maîtrise plus leur toxicité éventuelle.

Les biscuits, les chips et les frites, même combat

Pour les chips et les frites, les problématiques sont quasiment identiques à celles des biscuits, puisqu'on y retrouve l'acrylamide ainsi que certaines matières grasses de petite qualité.

Le problème des additifs est ici bien plus lourd pour les chips de légumes que pour les autres, car ils sont utilisés pour les colorer, notamment. Quant aux résidus de pesticides, aux matières grasses et aux additifs, ce sont exactement les mêmes…

Dès lors, concernant les biscuits, il convient de favoriser les aliments qui ne contiennent ni sirop de glucose-fructose ni sucre inverti. Il faut préférer aussi les produits avec du beurre ou des huiles de type tournesol ou colza et se limiter à en savourer au maximum trois ou quatre par jour, et pas tous les jours. Une fois le paquet ouvert, essayez de le conserver dans une boîte métallique avec un papier sulfurisé. Quant aux biscuits fabriqués à base de farine complète ou de céréales, préférez les bio, car c'est bien parce qu'ils contiennent la pellicule susceptible d'être la plus imprégnée de pesticides qu'il vaut mieux les choisir ainsi.

Les chips et les frites surgelées, préférez-les sans huile de palme. Ne laissez pas cuire trop longtemps les frites maison (pas de couleur trop brune) et ne conservez pas les pommes de terre au réfrigérateur, car cela majore la possibilité de constituer de l'acrylamide à la cuisson.

Ne consommez jamais de pommes de terre germées ou devenues « vertes ». Enfin, limitez votre consommation à 80 g de chips par semaine et 300 g de frites, au maximum !

26

Les plats cuisinés, une solution qui doit rester marginale

Sous le terme de « plats cuisinés » sont regroupés l'ensemble des aliments prêts à l'emploi qui peuvent être servis soit en hors-d'œuvre soit en mets principal. On les retrouve sous de multiples formes, surgelés, sous vide, en conserve... Quiche, gratins, poissons préparés et autres produits avec des pâtes, leur profusion symbolise la surabondance alimentaire qui occupe nos rayons comme nos assiettes. D'où la nécessité de s'intéresser à eux de près.

Si, pendant longtemps, c'est surtout leur composition, souvent à cause d'ingrédients médiocres additionnés de beaucoup de graisse et de sel, qui inquiétait, ce sont actuellement leur emballage autant que leur mode de cuisson qui sont de vraies sources d'inquiétude. Grand paradoxe : le public reste très critique à leur égard, alors que ces préparations rencontrent le succès.

Une longue liste de supposés problèmes

L'Institut national de la santé et de la recherche médicale (Inserm) a financé une étude NutriNet-Santé reposant sur des questionnaires remplis sur Internet entre 2009 et 2017 par des personnes dont l'âge approche les 43 ans. Et le résultat est terrible ! Selon l'Inserm, la consommation d'aliments ultratransformés est associée à un risque global plus élevé de cancer (6 % à 18 %) et notamment de cancer du sein (2 % à 22 %). Or cette étude, première observation, n'avait pas encore pris en compte dans ce constat les modèles de cuisson ou les emballages. Qui, selon d'autres données récentes se révèlent un paramètre non négligeable.

Lorsqu'on fait l'inventaire des supposés dangers encourus à consommer des plats préparés, on trouve différents types d'inquiétudes. Dans l'ordre, le premier problème repose sur l'emballage, puisqu'il s'agit de plastique ou de matières métalliques aux conséquences que nous connaissons désormais : leur contact prolongé avec les aliments crée des inquiétudes. Le mode de cuisson – le plus souvent au micro-ondes – n'est pas en reste, lui qui entraîne un relargage des composants des emballages dans l'alimentation.

La composition des plats suscite débat. Et pour cause, elle se fait souvent avec des ingrédients peu nobles (le moins cher possible, surtout), qui de surcroît vont se dégrader dans le temps et perdre une grande partie de leur valeur nutritionnelle. Sans parler des nombreux additifs qui offrent une bonne conservation et protègent goût et consistance, mais dont l'organisme se passerait volontiers. Or, même bio, les plats cuisinés utilisent – certes, dans une moindre mesure – des additifs.

Les taux de sel ainsi que de graisse et de sucre sont aussi source d'inquiétude.

Enfin, les risques d'infections ne sont absolument pas éliminés. La preuve, il n'existe pas une année sans qu'un « accident » provoqué par une bactérie, un parasite ou une toxine ne survienne. La solution de chauffer davantage ces préparations pour éliminer ce péril n'en est pas une – comme on pourrait le croire – tant elle augmente d'autres risques liés aux nouveaux composants toxiques provenant des emballages...

Pour compléter le tableau, n'oublions pas les arnaques qui se cachent derrière certaines préparations toutes prêtes : la récente affaire de la viande de cheval retrouvée dans des plats « pur bœuf », si elle ne représentait pas de réel danger comme vu plus haut, constituait un problème d'ordre alimentaire, puisque le produit, constitué de « déchets » de viande, n'avait quasiment aucune valeur nutritionnelle.

Enfin, n'hésitons pas à rappeler que le plastique noir utilisé pour les emballages est très difficile à recycler. L'espoir réside dans de nouvelles barquettes à base de cellulose, matière qui ressemble à du carton, et qui pourrait éliminer une partie des problèmes.

Une solution de dépannage uniquement

Les plats préparés doivent donc purement et simplement demeurer des produits de dépannage consommés de façon totalement marginale. Par ailleurs, leur conservation au congélateur n'est pas infinie et il faut respecter attentivement les dates indiquées.

La meilleure solution (une bonne résolution ?) consiste à cuisiner soi-même des produits de base et à les stocker en conserve de verre – avec les précautions d'usage – ou au congélateur, dans des récipients qui ne serviront pas à les faire réchauffer par la suite.

Annexe

Zoom sur la restauration rapide et collective

La restauration rapide peut être une véritable source de problèmes, notamment en raison des risques infectieux qu'elle représente. S'il est assez rare d'entendre parler d'intoxication à caractère individuel, dans la nourriture en collectivité on en constate plus. Qui entraînent des épidémies d'intoxication, comme régulièrement rapporté par les médias – lorsqu'un lot de viande avariée contamine toute une population, par exemple.

Alors qu'on considère généralement ces intoxications comme des « accidents », fréquemment dus à des bactéries pathogènes ou à la listériose, il existe des règles assez strictes, dont l'apprentissage nécessite une formation[1].

Règles d'hygiène alimentaire

Les professionnels de la restauration commerciale ou collective sont obligés de respecter l'ensemble des règles d'hygiène alimentaire et des contrôles adaptés à leur activité, qui visent à protéger les consommateurs de tout risque de maladies. C'est le cas des établissements de restauration traditionnelle, des fast-foods, des cafétérias et libres-services, mais également des food trucks, salons de thé, crêperies, sandwicheries, etc., proposant une restauration immédiate avec ou sans place assise en salle, ainsi que de tout établissement apportant des plats à domicile *via* un service de livraison.

Seuls quelques établissements et filières touchant à la restauration dérogent à l'obligation de suivre une formation à l'hygiène alimentaire : les rayons traiteur des grandes surfaces ; les traiteurs n'exécutant pas de livraisons ; les « chefs

1. Décret du 24 juin 2011.

cuisiniers » préparant des repas à domicile ; les métiers de bouche commercialisant des plats à emporter et des sandwichs ou salades ; les « points chauds » de grands magasins mettant à disposition de leur clientèle des tables sans chaises. Sans oublier les tables d'hôtes qui proposent un menu unique composé de plats du terroir servis à la table familiale, si elles n'offrent pas plus de repas que ne le leur permet leur capacité d'accueil.

Contrôle des cuisines et lieux de stockage

En restauration rapide ou collective, les sources d'intoxication alimentaire sont généralement dues à la salmonelle et à la *Listeria*. Afin d'éviter leur prolifération, les principaux points à contrôler sont l'état des produits à la livraison, l'hygiène du personnel et des locaux, les conditions de stockage et de transformation des aliments. Inutile de dire que nous sommes tenus de croire à la vérification par les services sanitaires…

Les cuisines et lieux de stockage sont séparés des espaces où s'effectuent le nettoyage du matériel, la vaisselle, la plonge et des poubelles. Les chambres froides et réfrigérateurs sont installés à proximité des cuisines et équipés de sondes thermiques – des relevés de température sont réalisés à fréquence régulière et consignés. Les espaces réfrigérés et les placards doivent être nettoyés systématiquement pour éviter l'apparition de moisissures ou de germes toxiques.

Évidemment, les toilettes sont éloignées des cuisines et jamais le bon cheminement du plan de circulation ne peut être entravé, au nom de la règle de « la marche en avant ». Les cuisines sont conçues à partir de matériaux faciles d'entretien non poreux et autour de plans de travail en Inox. Les filtres assurant la ventilation se changent périodiquement… Les systèmes d'aération et de ventilation évitent les phénomènes de condensation en cuisine ou en salle, lesquels peuvent engendrer une contamination en retombant dans les préparations alimentaires ou les assiettes servies à la place.

Tous les lieux de préparation et manipulation sont équipés de lavabos avec distribution d'eau chaude. Seuls les produits d'entretien autorisés officiellement sont employés. Le balayage à sec et le lavage à grande eau dans les locaux de restauration sont prohibés pour éviter la dispersion des germes. Le papier absorbant à usage unique est employé, remplaçant les torchons en tissu. Enfin, les ustensiles et matériels égouttent à l'air libre.

Toutes les règles thermiques en usage seront suivies dans le restaurant, au sein des cuisines comme dans les lieux de stockage. Les chaînes du froid et du chaud sont appliquées. Les aliments sont refroidis ou chauffés au plus vite. Seuls les plats cuisinés, les poissons, crustacés et viandes fraîches peuvent être congelés, à condition d'être soumis à un étiquetage réglementaire précisant provenance, date de réception et de préparation. Les aliments et préparations congelés ne doivent jamais être décongelés à l'air libre, mais selon un processus permettant de les réchauffer graduellement sans rupture de la chaîne thermique.

Une hygiène corporelle irréprochable

Toute personne travaillant en contact avec les aliments doit avoir un niveau élevé d'hygiène corporelle et porter des tenues adaptées, réservées aux périodes de travail (gants, charlotte, tablier, masque, etc.).

Une personne souffrant de plaies ou de diarrhée, atteinte d'une maladie susceptible d'être transmise par les aliments n'est pas autorisée à manipuler les denrées alimentaires.

Le lavage des mains doit être effectué systématiquement à la reprise du travail, à la sortie des toilettes, après manipulation des déchets, poubelles et matériels sales, après manipulation aussi de matières premières contaminantes (œufs, volailles, légumes, etc.) et avant manipulation de produits sensibles (mayonnaise, crème fraîche, etc.).

La propreté du lieu fait souvent la qualité de l'assiette

À la lecture de ces obligations réglementaires, on voit bien qu'en matière de restauration collective la principale préoccupation est d'avoir affaire à une enseigne sérieuse et à un personnel attentif. Le consommateur dispose des outils pour le vérifier, comme nous venons de le voir : hygiène des employés, aspect général de l'enseigne, température et humidité, vitrines réfrigérées, etc.

Il n'existe pas de critères spécifiques à une enseigne, mais il faut reconnaître que les franchises nationales disposent d'un service de sécurité qui les met *en général* à l'abri des infections… mais surtout des scandales qui pourraient leur porter préjudice. Pour la restauration de type artisanale, un rapide coup d'œil à l'espace offert aux regards peut être utile. Il est donc injuste de stigmatiser tel ou tel type de restauration, car les problèmes survenant sont vraiment des cas individuels.

La qualité de la nourriture dépend bien évidemment du professionnel, mais le moins cher reste quand même le critère d'une faiblesse de la qualité nutritionnelle.

En restauration collective va se poser de plus en plus la problématique des emballages et des transports, sujets d'autant plus aigus que les populations sont plus jeunes.

Cependant, ne devenons pas paranoïaques : le risque reste assez faible. Aussi longtemps que notre consommation restera épisodique…

Table

Troisième partie
Décrypter son assiette pour déjouer les pièges de l'alimentation

(suite de la liste du même auteur)

Objectif minceur, Flammarion, 2009, 2011 ; J'ai lu, 2010 ;Pocket, 2012.

Mincir à petit prix, Flammarion, 2013.

250 aliments santé et minceur, First, 2013 ; J'ai lu, 2016.

Osez la gourmandise, Prisma, 2013.

Mes meilleures recettes pour mincir de plaisir, Flammarion, 2014.

Les Nouvelles Religions alimentaires, Flammarion, 2014.

J'ai décidé de maigrir, Flammarion, 2015 ; J'ai lu, 2016.

Guide d'achat pour bien manger. 500 produits décryptés, First, 2015.

Ces 100 aliments qui nous font du bien, First, 2015.

Mon carnet de bord : spécial femmes, Flammarion, 2015.

Mon carnet de bord : spécial homme, Flammarion, 2015.

Je mange quoi… quand je suis enceinte, First, 2016 ; J'ai lu, 2017.

Je mange quoi… quand j'ai du diabète, First, 2016 ; J'ai lu, 2017.

Je mange quoi… quand je fais du sport, First, 2016 ; J'ai lu, 2017.

Je mange quoi… quand j'ai du cholestérol, First, 2016 ; J'ai lu, 2017.

Guide d'achat pour bien manger 2, First, 2016, 2017.

Je mange quoi… quand j'ai mal au ventre, First, 2017 ; J'ai lu, 2018.

Je mange quoi… quand je suis végétarien, First, 2017.

Bouddha bol, l'équilibre est dans le bol, Flammarion, 2017.

Orient, ma cuisine de cœur, Flammarion, 2018.

Qu'est-ce qu'on attend pour vivre mieux, First, 2017 ; J'ai lu, 2018.

Maigrir en bonne santé, First, 2018 ; J'ai lu, 2019.

Mieux manger pour les nuls, First, 2019.

Cuisine légère au quotidien, Flammarion, 2019.

Bien manger, ça s'apprend !, Larousse, 2019.

Mon objectif minceur : pour maigrir semaine après semaine, Flammarion, 2019.

Mes recettes légères au Thermomix, First, 2019.

Mes desserts légers légers, Flammarion, 2019.

Almanach Cohen, First, 2019.

Imprimé en France par CPI
en octobre 2019

pour le compte des Éditions Plon
12, Avenue d'Italie 75013 Paris

N° d'impression : 155370
P27657E/01